과자, 내 아이를 해치는 달콤한 유혹 2
방송에서 못다 한 불편한 진실

과자, 내 아이를 해치는 달콤한 유혹 2
방송에서 못다 한 불편한 진실

초판 1쇄 발행	2009년 11월 30일	
초판 11쇄 발행	2023년 06월 15일	

지은이	안병수	
펴낸이	이종문(李從聞)	
펴낸곳	국일미디어	
등 록	제406-2005-000025호	
주 소	경기도 파주시 광인사길 121 파주출판문화정보산업단지(문발동)	
	서울시 중구 장충단로 8가길 2(장충동 1가, 2층)	

영업부 Tel 031)955-6050 | Fax 031)955-6051
편집부 Tel 031)955-6070 | Fax 031)955-6071

평생전화번호 0502-237-9101~3

홈페이지 www.ekugil.com
블 로 그 blog.naver.com/kugilmedia
페이스북 www.facebook.com/kugilmedia
이 메 일 kugil@ekugil.com

※ 값은 표지 뒷면에 표기되어 있습니다.
※ 잘못된 책은 구입하신 서점에서 바꿔드립니다.

ISBN 978-89-7425-551-0(13570)

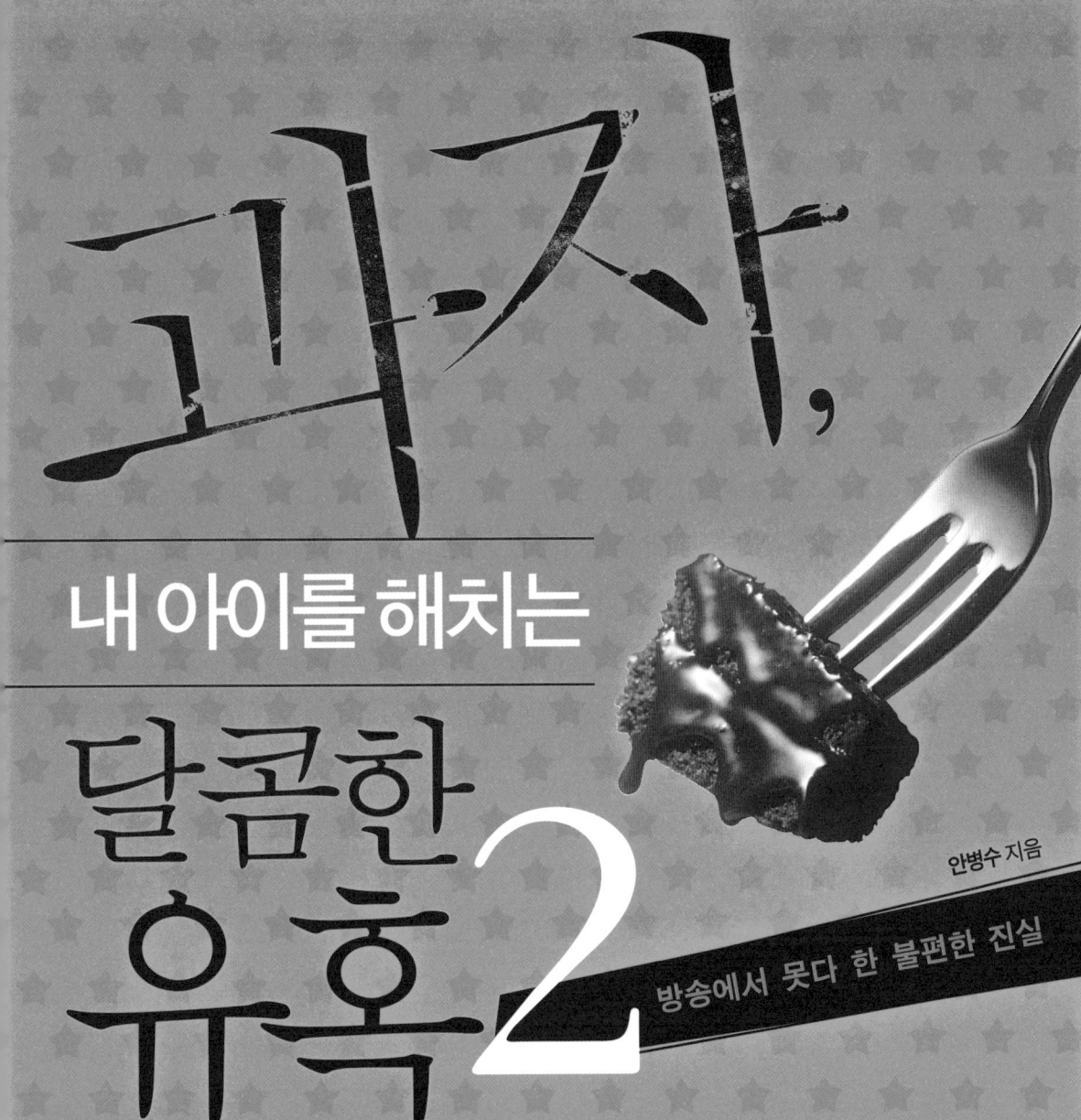

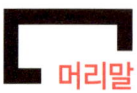 머리말

　도심 한복판에 아담한 산이 하나 있다. 구청에서 그 산을 공원으로 꾸몄다. 그 공원에는 운동시설을 비롯해 이런저런 볼거리들이 많다.
　그 볼거리 가운데 요즘 내 시선을 끄는 것이 있다. 꾸밈이라고는 전혀 모르는 듯 수수하게 비스듬히 걸려 있는 한 폭의 플래카드다. 그 플래카드에는 이런 글귀가 씌어 있다. '비둘기에게 먹이를 주지 마세요. 스스로 먹이를 찾게 해서 생태계의 당당한 일원이 되도록 도와주세요.' 내가 살고 있는 동네 뒷산 이야기다.
　나는 이 산을 오를 때마다 플래카드 앞에서 조용히 그 글귀를 읽는다. 뜻을 깊이 음미하면서. 한번은 문득 궁금증이 생겼다. 그래서 근처에 있는 공원 관리실 문을 두드렸다.
　"저어, 사람들이 비둘기한테 먹이를 많이 주나요?"
　"예."
　"주로 뭘 줘요?"
　"먹던 과자나 빵, 스낵 부스러기 같은 거죠, 뭐."
　"그런 걸 먹으면 비둘기가 어떻게 되는데요?"

"오래 먹은 놈은 잘 날지 못해요. 걔들도 성인병에 걸리나 봐요."

저런! 성인병이라고 했다. 더 정확하게는 '성구병成鳩病'이라고 해야 할 터다. 예상은 했지만 그렇게 명쾌한 답이 돌아올 줄은 몰랐다. 오죽하면 저런 플래카드까지 내걸었을까. 문득 '야생동물은 병이 없다'는 한 철인의 말이 생각났다. 아울러 얼마 전에 TV 뉴스에서 봤던 대목이 떠올랐다. '소아·청소년 3명 중 1명 뚱뚱...... 성인병 위험, 벌써 고혈압 증상을 보이는 아이도 많아'.

우리가 먹는 음식은 왜 비둘기에게까지 병을 일으키는 것일까. 물론 그것이 음식 때문만은 아닐 것이다. 운동과도 연관이 있을 테니까. 하지만 현미나 통밀 같은 먹이를 줘도 그렇게 쉽게 병에 걸릴까?

'성인병'이라는 병마가 나이를 가리지 않게 된 것은 이미 오래전부터다. 30대는 물론 20대들도 마구 공격하더니 이젠 어린이 주변에까지 어슬렁댄다. 문제는 그것이 신체적인 질환으로만 끝나지 않는다는 것. 정신 건강이나 성격, 정서 문제에까지 끈을 대고 있다는 것이 정설이다. 아울러 요즘 공포의 핵으로 떠오르고 있는 '신종플루'도 실은 그 문제와 관계가 깊다. 왜 그런 것인가? 그리고 어떻게 해야 할 것인가? 그 해답을 이 책에서 찾기 바란다.

이 책은 2006년부터 2009년까지, 우리 식탁을 뒤흔드는 일들이 유독 많이 터지던 때에, 한 잡지에 기고했던 글들을 편집·보완하여 묶은 것이다. 당시 지면 관계상 소개하지 못했던 '참고문헌'을 이 책에 실을 수 있게 되어 기쁘다. 또 중요한 내용은 추가하고 더 상세히 설명했다는 점도 밝혀둔다.

  이 책의 특징은 아무 페이지나 읽고 싶은 부분부터 읽어도 된다는 점이다. 각 글마다 독립적인 정보를 담고 있기 때문이다. 앞에서부터 차례로 읽어도 좋고, 중간 중간에 흥미 있는 글만 찾아 읽어도 좋다. 아무쪼록 이 책이 우리 식생활 문제를 근본적으로 다시 생각하게 하고, 나와 내 가족의 식탁에 변화를 불러오는 촉매가 된다면 더없는 보람이겠다. 우리 건강은 무엇과도 바꿀 수 없는 소중한 것이니 말이다.

2009년 11월 안병수

신종플루,
식탁 위에 답이 있다

지구촌이 온통 몸살을 앓고 있다. 신종플루라는 해괴한 녀석 때문이다. '어떻게 하면 그 원인균에 노출되지 않을까'가 요즘의 국민적 관심사다. 각종 언론들이 쏟아내는 전문가 충고가 백태지만 솔깃한 내용은 그다지 없어 보인다.

이런 와중에 한번 생각해볼 것이 있다. 아무리 신종플루가 '대유행'이라 해도 모든 사람이 다 걸리는 것은 아니라는 점. 또 설사 그것에 걸린다 해도 희생자는 극히 일부분에 불과하다는 점. 왜 그런 것일까? 왜 누구는 걸리고 누구는 걸리지 않는 것일까? 왜 누구는 치명타를 입지만 누구는 가벼운 증상으로 끝나는 것일까? 운일까?

두말할 것 없다. 오직 '면역력 차이'다. 면역력이 강한 사람은 신종플루가 제 아무리 전염력이 강하다 해도 여간해서 걸리지 않는다. 또 걸린다 해도 굳이 항생제에 의지할 필요가 없다. 저절로 낫기 때문이다. 이 사실에는 모두가 동의할 것이다. 그럼 퀴즈를 하나 풀어보자. 소아층, 청·장년층, 노년층 가운데 신종플루에 가장 취약한 계층은 어느 쪽일까?

혹시 노년층을 생각하셨는지? 아니면 소아층을 떠올렸을 수도. 그 이유는 필경 '노약자'라는 단어가 생각났기 때문일 것이다. 면역력이 약한 쪽을 든다면 당연히 노약자가 될 테니까. 그러나 유감스럽게도 그 짐작은 틀렸다. 신종플루에 가장 취약한 계층은 청·장년층이다.

얼마 전에 프랑스의 공중위생감독연구소^{InVS}가 발표한 자료를 보자. 신종플루 사망자 574명을 연령별로 분석했다. 놀랍게도 절반 이상이 20~49세의 청·장년층이었다. 60세 이상의 고연령층은 12퍼센트에 불과했다. 사망자의 평균 연령이 37세였다.❶

이 결과를 놓고 전문가들은 다양한 분석을 내놓는다. 소아층은 활동 범위가 좁은 탓에 바이러스에 노출될 기회가 상대적으로 적을 것이라는 둥, 노년층은 오랜 세월을 살면서 바이러스에 대한 저항력을 좀 더 많이 키웠을 것이라는 둥……. 하지만 나는 또 다른 가능성을 조심스럽게 점치고 싶다. 그것은 바로 '식생활 차이'다.

오늘날 인스턴트식품이나 패스트푸드와 같은 정크푸드(부실 식품)를 가장 많이, 오래 소비해온 계층은 누구인가? 노년층인가? 그렇지 않다. 그들은 어릴 때 가공식품을 많이 먹지 않았다. 먹을 환경이 되지 못했기 때문이다. 정크푸드 주 소비 계층은 30대 안팎의 청·장년층이다. 그들은 가공식품 시장과 함께 커왔다. 그 결과 활동이 가장 왕성한 청·장년층이 가장 면역력이 약한 세대가 돼버렸고, 신종플루에도 취약한 계층이 된 것이다. 이는 '결핵 발병률이 가장 높은 세대는 20~30대'라는 우리나라 질병관리본부의 발표와도 아귀가 잘 맞는다.❷

우리 몸의 면역력은 무엇이 키우는가? 여러 인자가 있을 것이다. 하지만 가장 중요한 것이 '음식'이다. 물론 좋은 음식이어야 할 터다. 더 정확하게 말하면 좋은 음식에 들어 있는 '좋은 성분'들, 즉 양질의 단백질·양질의 지방·천연 비타민·천연 미네랄·천연 항산화제 등이다. 유감스럽게도 현대인들이 즐겨먹는 식품, 특히 정크푸드에는 그런 좋은 성분들이 거의 없다. 오히려 정제원료, 식품첨가물, 농약 따위의 면역력 약화 물질이 똬리를 틀고 있다.

그러고 보면 오늘의 '신종플루 공포'도 현대 문명이 낳은 왜곡된 식생활의 한 단면에 불과하다는 해석에 무리가 없을 것이다. 손을 잘 씻고 마스크를 꼭 쓰는 일도 물론 중요하지만 미봉책이라는 이야기다. 문득 신종플루는 비만인에게 더욱 치명적이라는 발표가 생각난다.❸ '비만'이라는 단어 역시 정크푸드와 잘 어울리지 않는가. 정답은 결국 식탁 위에 있었던 것이다.

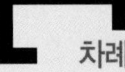 차례

머리말 4

신종플루, 식탁 위에 답이 있다 7

01 자연스러운 듯하지만 자연스럽지 않은 식품

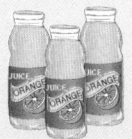

슈거블루스 17 | 흑설탕의 진실 20 | 모조식품 1호, 게맛살 23 | 탱탱한 단무지가 좋다고? 26 | 자일리톨의 고향은 '꽃 피는' 화학공장 30 | 비타민C라는 이름의 첨가물 33 | 주스는 과일 가게의 '꼴뚜기' 36 | '가정표 카레'의 건강 본색 40

02 포기할 수 없는 맛, 그러나……

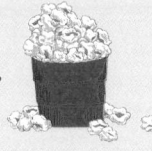

'엄마표 간식'의 억울한 사연 47 | '염산의 작품'과 '미생물의 작품' 50 | 야누스 식품, 팝콘 53 | 다방이 망쳐버린 커피 문화 56 | '흥분독소'를 제소한다 60 | 왜곡된 '음식의 혼' 63

03 보기 좋은 떡, 먹기 좋은 떡

천연색소는 괜찮다고? 69 | 식용색소의 제왕, 캐러멜색소 72 | 자연색과 인공 색의 차이 75 | 식품 속에 숨어 있는 타르 79 | '빛 고운 햄'은 빼세요 82 | 선글라스 다이어트 86 | 싱싱한 채소의 역설 89

04 식탁 위의 모순과 몰상식

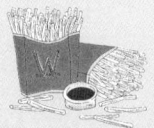

아스파탐 게이트 95 | 알쏭달쏭 산도조절제 98 | 'MSG 무첨가'의 비밀 101 | 감자튀김의 '부드러운 비수' 104 | '트랜스지방 0g', 안전표시 아니에요 107 | 버터를 안 드신다고요? 110 | 트랜스지방산이 '집행유예' 라니요 113 | '경고물질 1호', 보존료 116 | 최고급 청량음료는 생수 119 | 투명한 소주의 불투명한 첨가물 122 | 유기농이 노하다 126

05 싼 게 비지떡

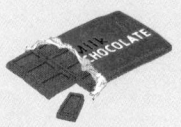

초콜릿과 '짝퉁 코코아버터' 133 | 초콜릿이라고 다 초콜릿인가 137 | 콩과 헥산의 부적절한 만남 141 | '소시지 사장님'의 변명 144 | 'GMO 전분당' 시대 147

06 진화하는 식품 유해성

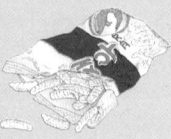

'벤젠 드링크'는 빙산의 일각 153 | 바삭한 돈가스의 은밀한 비결 156 | '제2의 멜라민 사태'를 대비하라 159 | 구이는 동, 수육은 금 163 | 과자는 아토피와 무관? 166 | 가장 안전한 식품의 현주소 169 | 노로바이러스보다 무서운 것 172 | '신의 물방울'에 숨은 허물 175

07 알아야 산다

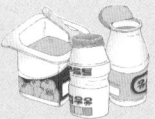

밥이 '비만식품'이라고요? 181 | 올리고당의 이상한 질주 185 | '생들기름'을 찾아라 188 | 튀김유에는 포도씨유가 좋다고? 191 | 들깨와 과메기의 부드러운 카리스마 195 | 요구르트가 해결사 198 | 우리 집 오븐은 괜찮은가? 202 | 불완전한 '식품완전표시제' 205 | 부엌의 전자파 폭력 208

08 국경을 넘는 식품들

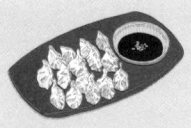

'치외법권 지대'의 식품 215 | '농약만두', 강 건너 불인가? 218 | 수확 후 농약, '포스트 하비스트' 222 | 쌀독에서 건강 난다 225 | 푸드 마일리지 229

09 자연식품의 힘

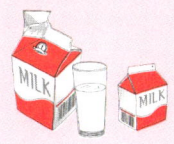

땅콩, 건강의 잭팟 235 | 추잉껌의 신상명세서 239 | 우유의 알레르기 커넥션 242 |
포화지방의 결백, 모유는 안다 246 | 굵은 허리는 동네 탓? 250 | 수박아, 네가 있어 여름이 행복하다 255 | 섬유소의 신비 259 | 뇌를 공격하는 MSG 262 | '건강코드' 없는 건강보조식품 266 | 천일염의 귀환 269

10 우리가 먹는 게 바로 우리

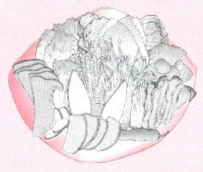

여성의 눈으로 보자 275 | 인슐린의 하소연 278 | 충치균도 문명을 좋아해 281 |
'삼총사의 민얼굴' 285 | 건강은 자연을 먹고 자란다 289

참고문헌 더 자세히 알고 싶은 분을 위해 293

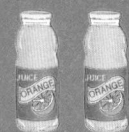

- 슈거블루스
- 흑설탕의 진실
- 모조식품 1호, 게맛살
- 탱탱한 단무지가 좋다고?
- 자일리톨의 고향은 '꽃 피는' 화학공장
- 비타민C라는 이름의 첨가물
- 주스는 과일 가게의 '꼴뚜기'
- '가정표 카레'의 건강 본색

01_ 자연스러운 듯하지만 자연스럽지 않은 식품

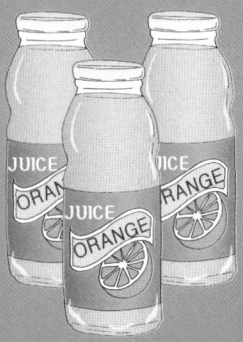
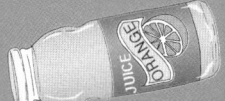

자연스러운 듯하지만 자연스럽지 않은 식품

슈거블루스

'…… 너도나도 노래하네, 슈거블루스/ 나는 불행 속에 고통스러워하네/ 바닥에 쓰러져 죽어가네/ …… 슈거, 또 슈거/ 달콤한 슈거블루스에 자꾸 빠져드네'

1920년대 중반께 미국의 무명 트럼펫 연주가인 클라이드 매코이^{Clyde} $_{McCoy}$를 일약 스타덤에 올려놓은 노래, '슈거블루스$^{Sugar\ Blues}$'의 가사다.❶ 이 노래는 크게 히트해 밀리언셀러의 음반 판매 기록을 세운다.

안타까운 것은, 미국인들이 그 노래는 좋아했지만 노랫말 속에 담긴 의미는 소홀히 했다는 점이다. 1970년대 미국인 1인당 연간 설탕 소비량은 약 46킬로그램. 세계 최고 수준이었다. 그 결과가 오늘의 '비만 대국'을 건설했다는 데에 이의가 없을 것이다. 입으로는 '슈거블루스'를 노래하면서 왜 그들은 설탕의 유혹을 떨치지 못했을까?

단맛은 인류의 유전자에 각인된 맛임에 틀림없다. 닥치는 대로 먹어버리도록 말이다. 인류는 수백만 년 동안 에너지 부족 상태에서 살아왔다. 그래서 단맛의 탐닉은 생존을 위한 본능의 하나로 이해할 수 있다. 단맛을 내는 기본 물질이 포도당 아니던가. 포도당은 인체 세포가 가장 좋아하는 에너지원이고, 그 공급원으로서 '1등 효자'가 설탕이다.

문제는 근래 들어 상황이 크게 변했다는 것. 반대로 에너지 과잉 시대가 된 것이다. 인체 세포는 넘치는 에너지에 숨 막힐 지경이다. 약 100조 개에 달하는 우리 몸의 세포들은 제발 단것을 넣어주지 말라고 애걸한다. 하지만 그건 공염불일 뿐이다. 유전자에 각인돼 있으니 어지간한 의지가 아니고는 단맛을 향한 '혀의 애착'을 끊을 수 없다. 문제의 본질은 바로 그것이다.

중국에 '회도灰盜'라는 말이 있었다. 일본 문헌에도 가끔 등장하는 한자어다. 무슨 뜻일까. 바로 설탕을 의미한다. 한자를 분석해보자. '회灰'에는 여러 뜻이 있지만 여기서는 '석회'를 가리킨다. 석회는 현대인들이 애지중지하는 칼슘의 또 다른 이름이다. '도盜'는 말 그대로 '도둑'이란 뜻. 그렇다면 회도란 '칼슘 도둑'을 의미하는데, 그게 바로 설탕이라는 이야기 아닌가.

사실 비만이라는 '진단서' 한 장만 들고 종주먹 대기에는 설탕의 죄과가 너무 크다. '회도'라는 어두운 단어가 상징하듯, 설탕은 우리 몸에서 칼슘을 비롯한 귀중한 미네랄을 축낸다.❷ 또 비타민도 축낸다. 그뿐만이 아니다. 혈당 관리 시스템을 교란시켜 '저혈당'을 유발하고, 우리를 당뇨병이라는 종착역으로 인도한다.❸ 다른 생활습관병, 퇴행성 질환, 정신 질환, 면역력 약화 등과도 연결 끈을 대고 있음은 물론이다.❹ 한두 마디로 설명할 수 없는 수많은 '병리적 아노미', 그것이 바로 슈거블루스다.

현대인 식탁에서 능히 '제2의 쌀'로 칭송할 만한 설탕. 왜 이토록 몰매를 맞아야 하는 것일까. 이유는 단 한 가지다. 정제를 했다는 점. 인위적으로 정제했기에 자연의 소중한 성분, 즉 비타민·미네랄·섬유질이 거의 없다. '정제당' 하면 가장 먼저 떠오르는 것이 설탕 아닌가. 물론 정제당에는 설탕만 있는 것이 아니다. 물엿, 과당, 포도당, 올리고당 등도 모두 정제당의 굴레를 쓰고 있다.

그렇다면 슈거블루스를 피하는 길이 저절로 밝혀진다. 이들 정제당을 멀리하는 것이다. 해외 건강 자료를 읽다 보면 가끔 접하는 용어가 하나 있다. '비정제당 unrefined sugar'이다. 전문가들은 단맛을 즐길 수 있는 대안으로 이 비정제당을 추천한다. 설탕 대신 안전하게 먹을 수 있는 당이 있는 모양이다. 다음 글에서 자세히 살펴보자.

자연스러운 듯하지만 자연스럽지 않은 식품

흑설탕의 진실

"맛이 어때요? 단 게 먹고 싶을 땐 이걸 대신 드세요." 국제자연의학회 회장인 일본의 모리시타 게이치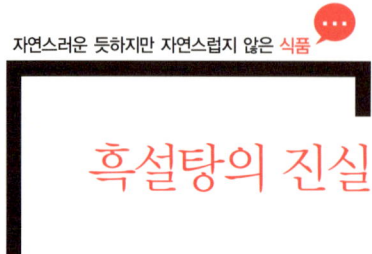 박사는 이것을 본인 입에 먼저 넣으며 환자들에게도 권한다.❶ 무엇일까? 깻묵 같기도 하고, 무슨 암석 조각 같기도 한 흑갈색 덩어리. 바로 '비정제 설탕'이다. '백의의 무법자' 정제 설탕과 구별하기 위해 만들어진 용어다.

비정제 설탕이란, 말 그대로 정제하지 않은 설탕을 말한다. 사탕수수 산지에서 수숫대 즙액을 그대로 졸여서 만든다. 당연히 미네랄과 비타민 같은 천연 영양분들이 보존돼 있을 수밖에 없다. 이 귀중한 성분들은 설탕의 유해성을 크게 완화한다. 그런 좋은 성분들이 들어 있는 비정제 설탕은 그래서 오히려 유익할 수도 있다. 모리시타 회장이 운영하는 도쿄 오차노미즈클리닉에서는 환자 음식에도 이 비정제 설

탕을 쓰고 있다.❷

문제는 우리나라에서는 비정제 설탕을 구하기가 좀 불편하다는 것. 일반 식품 매장에서는 잘 팔지 않는다. 우리가 흔히 알고 있는 흑설탕 아니냐고? 우리나라 소비자들이 가장 많이 착각하고 있는 사항이다. 유감스럽게도 국내에서는 비정제 설탕이 생산되지 않는다.

흑설탕 가운데에는 '삼온당三溫糖'이란 용어가 있다. 국내 식품업계가 슬며시 숨기는 바람에 지금은 거의 쓰이지 않지만, 1980년대까지만 해도 흔히 사용됐던 용어다. '삼온'이란 한자어가 의미하듯 이 말에는 '세 번 가열했다'는 뜻이 들어 있다. 당류는 열을 받으면 갈변하는 법. 따라서 삼온당은 누런색을 띨 수밖에 없는데, 이것이 바로 유색 설탕의 비밀이다. 그렇다면 조금 변색된 놈은 갈색 설탕이고, 많이 변색된 놈은 흑설탕이란 점까지도 짐작이 가능할 것이다. 그런데…….

'어! 흑설탕에 왜 캐러멜이 들어 있지?' 이 사실을 발견한 이라면 꽤 관찰력이 있는 소비자. 그렇다. 시판되는 일반 흑설탕에는 빠짐없이 '캐러멜'이라는 표기가 있다. 가열에 의한 갈변 효과로는 흑설탕이라고 부르기에 미흡해 색소의 힘으로 변장시킨 것이다.❸ 그것이 바로 삼온당이 갖는 '검은 얼굴'의 비밀이다.

그러고 보면 결론은 자명해진다. 우리가 알고 있는 시중의 일반 흑설탕, 즉 삼온당은 백설탕과 크게 다르지 않다. 옷의 색깔만 다를 뿐이다. 캐러멜 색소가 들어 있어 백설탕보다 오히려 더 해로울 수 있다. 그런 모조 흑설탕을 비정제 설탕으로 혼동한다는 것은 어불성설이다.

비정제 설탕, 즉 정통 흑설탕은 '비정제당'이라는 더 큰 카테고리로 묶을 수 있다. 여기에는 설탕류만 있는 것이 아니다. 한국 전통식품의 '자존심', 엿을 보자. '조청'을 졸여서 만드는데, 이 조청이 역사가 보증하는 비정제당이다. 그것은 같은 액체당인 '물엿'과 대비된다. 시중의 투명한 물엿은 당연히 해로운 정제당이다.

건강을 위해서라면 비정제당에 더 많은 관심을 가져야 한다. 품목을 다양하게 개발하고 시장도 키워야 한다. 다만 유념할 것은, 비정제당이라고 해서 아무나 마음 놓고 즐길 수 있지는 않다는 점이다. 당대사 능력이 떨어지는 사람은 비정제당도 되도록 삼가는 것이 좋다. 최소한이지만 인위적인 조작이 들어간 탓이다. 또 비정제당에도 등급이 있다는 점 역시 알아둬야 한다. 산지와 제조방법 등에 따라 맛과 가격이 다르고 영양적인 품질에도 차이가 있다.

"연료에 비유해볼까요? 백설탕이 '종이'라면 정통 흑설탕은 '장작'입니다." 맛 전문가이자 의학자인 일본의 하토리 유키오 服部幸應 박사는 저서에서 이렇게 간명하게 비교했다.❹ 식품 상식은 정제당과 비정제당의 차이를 아는 것에서 출발한다.

자연스러운 듯하지만 자연스럽지 않은 식품

모조식품 1호, 게맛살

    남의 제품을 모방해서 만든 것을 요즘 말로 '짝퉁 제품'이라 한다. 짝퉁 제품은 당연히 비윤리적이다. 이런 제품을 만들어 부당이득을 취하면 처벌을 받는다. 그만큼 남에게 손해를 끼쳤다는 뜻이 되기 때문이다. 그런데 어떤 때는 짝퉁 제품을 만들어도 괜찮다. 그 제품으로 아무리 돈을 벌어도 처벌받지 않는다. 자연이 만든 사물, 즉 조물주의 작품을 흉내 내서 만든 경우가 그렇다.

    우리 주변에서 자연이 만든 사물의 짝퉁 제품을 찾기란 어렵지 않다. 현대인의 식탁에 늘 오르는 가공식품들 중에서 특히 많이 찾아볼 수 있다. 이를테면 뭐가 있을까. 대표적인 것이 '게맛살' 아닐까. 그렇다. 시판되고 있는 게맛살 제품을 진짜 게살로 만들었다고 생각하는 사람은 없을 것이다. 붕어빵에 붕어가 없듯, 게맛살에도 게살은 없다.

하지만 진짜 게살과 똑같지 않은가. 오돌오돌 씹히는 부드러운 촉감. 아울러 혀 안쪽까지 깊숙이 밀려드는 게살의 묵직한 풍미. 영락없이 게 다리의 통통한 살을 먹을 때 느낌 그대로가 아닌가. 어떻게 흉내 냈기에 그토록 신기하게 똑같을까.

사용한 원료 속에 답이 있다. '냉동어육·산도조절제·코치닐추출색소·L-글루타민산나트륨·게향…….' 여기서 맨 앞의 냉동어육은 십중팔구 수입 명태다. 얼린 것이니 동태로 보면 된다. 그 뒤로 늘어서 있는 것들은 물론 식품첨가물.

"먼저, 으깬 어육을 얇은 시트 형태로 만듭니다. 이 시트에 촘촘히 칼자국을 내주죠. 이걸 둘둘 말아 씹으면 느낌이 천생 게살이에요. 인산염과 같은 산도조절제가 이 작업을 수월하게 해주죠. 게살 특유의 선홍색은 코치닐추출색소가 내줍니다. 중요한 건 맛인데요, 당연히 게향이 그 일을 맡죠. L-글루타민산나트륨은 게향이 만든 맛을 부드럽고 진하게 해줘요." 일본의 한 게맛살 업체 담당자의 귀띔이다.❶ 값싼 동태를 귀한 게살로 탈바꿈해주는 것은 결국 첨가물이라는 이야기다.

문제는 이 물질들이 하나같이 전문가의 사전에 블랙리스트로 올라가 있다는 사실. 비록 짝퉁 식품이긴 해도 생선살로 만들었으니 괜찮을 거라 생각하면 안 되는 이유가 여기에 있다. 특히 게맛살의 경우 경계해야 할 것이 향료다. 대표적인 '고高향료 식품'이기 때문이다. 보통 향료 사용량이 0.5퍼센트를 넘나드는데, 이는 일반 식품에 비해 4~5배나 높은 수준이다. 어떤 제품은 1퍼센트가 훨씬 넘기도 한다.

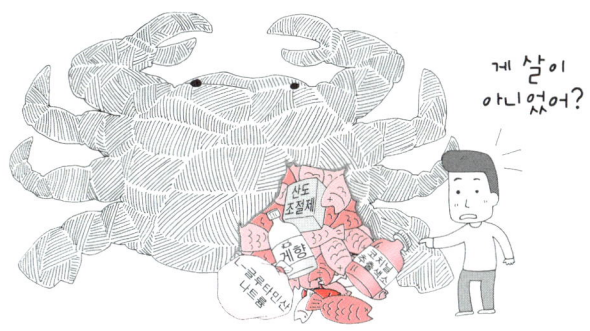

　향료가 1퍼센트나 들어 있는 식품을 먹으면 어떻게 될까. 게맛살은 주식처럼 먹을 수 있는 식품이다. 그런 제품을 100그램 먹었다면 향료를 1그램이나 섭취한 꼴이 된다. 이 말은 곧 화학물질 1그램을 몸속에 넣었다는 이야기다. 천연향료라서 괜찮다고? 그런 주장이 있을지 모른다. 그러나 설사 천연향료라 해도 안심할 수 없다. 미국의 식품 저널리스트 에릭 슐로서^{Eric Schlosser}는 "천연향료도 합성향료와 크게 다르지 않다"고 주장한다.❷

　게맛살, 아니 '짝퉁 게살'이 처음 만들어진 곳은 일본이다. 일본에서는 이 모조식품이 인스턴트 라면, 레토르트 카레와 함께 '식품산업의 3대 발명품'으로 꼽힌다.❸ 들리는 말에 의하면 게맛살 발명자가 땅을 치며 후회했다고 한다. 특허 관리 미숙으로 초기의 기술이 한국으로, 미국으로 빠져나갔다는 것이다. 억울해하기 전에 먼저 조물주의 작품을 섣불리 흉내 낸 데 대한 반성부터 해야 하지 않을까.

자연스러운 듯하지만 자연스럽지 않은 식품

탱탱한 단무지가 좋다고?

　칼슘은 미네랄의 꽃이다. 우리 몸이 가장 많이 필요로 하는 미네랄이기 때문이다. 보통 성인 한 사람의 몸에는 칼슘이 1킬로그램 정도나 들어 있다. 비타민처럼 좀스럽게 섭취하는 성분치고는 꽤 많은 양이다. 이 미네랄은 몸의 어느 부위에 주로 모여 있을까. 짐작이 가겠지만, 뼈다. 1킬로그램의 약 99퍼센트가 골조직을 만드는 데 사용된다.❶

　모든 미네랄이 그러하듯, 칼슘도 적정량의 섭취가 무척 중요하다. 너무 많아도 탈이고 적어도 탈이다. 많이 섭취하면 결석의 원인이 된다는 것은 상식이다. 현대인에게는 대개 모자라는 경우가 문제다. 우선 떠오르는 것이 골다공증. 아울러 심장과 근육, 신경조직의 건강을 해칠 수 있다는 보고도 있다.❷ 그래서 칼슘은 필요한 만큼만 먹고 제대로 대사되도록 하는 것이 관건이다.

일찍이 이 문제에 눈을 뜬 사람이 있다. 미국의 내분비학자인 풀러 올브라이트$^{Fuller\ Albright}$다. 그는 체내 칼슘 농도가 또 다른 미네랄인 인$_{燐}$의 영향을 크게 받는다는 사실을 처음으로 밝혀냈다.❸ 미네랄 분석 기술이 아직 조악했던 1940년대의 일이니 획기적인 발견이라 할 만하다. 그 뒤로 여러 연구가 이어졌다. 종합해보면 '인의 과잉 섭취가 칼슘 배출을 촉진해 칼슘결핍증에 빠지게 한다'는 이론이 주류임을 알 수 있다.

인이 칼슘을 결핍되게 한다고? 그렇다. 이 이론이 의미하는 바가 심상치 않다. 함부로 삼켜서는 안 되는 '생선의 가시' 같은 경고가 들어 있다. 인이란 무엇인가. 식품에 다양한 형태로 존재하는 미네랄의 하나다. 현대인이 각별히 좋아하는 육류나 곡류에 비교적 많다는 점이 우선 마음에 걸린다. 하지만 더 큰 문제는 정작 다른 데에 있다. 바로 식품첨가물이다. 고약하게도 첨가물은 이런 자리에도 빠지지 않는다. '인산염'이라고 혹시 들어보셨는지?

일전에 한 TV프로그램에서 시중의 단무지 제조 과정을 소개한 적이 있다. 이 방송을 시청한 이라면 생생히 기억하고 있을 것이다. 소금에 절인 듯 쭈글쭈글한 무가 웬 첨가물통을 거치자 신기하게도 탱탱한 무로 변신한 그 광경 말이다.❹ 그때 통에 들어 있는 것이 무엇이었던가. 폴리인산나트륨이라는 화학물질 용액이었다. 이 물질은 인산염을 대표하는 첨가물이다. 인산염이란 인의 산화물에 알칼리성 이온이 결합한 화합물. 우리 몸속에 들어가면 분해되어 인을 만들어낸다.

유감스럽게도 인산염에는 폴리인산나트륨만 있는 것이 아니다. 현재 우리나라에서 식품첨가물로 허가돼 있는 인산염은 30가지 가까이나 된다. 이 인산염은 단무지 같은 절임식품에만 사용되는 것이 아니다. 햄·소시지·돈가스·치킨 따위의 육가공품, 각종 어묵류, 맛살, 음료류 등 현대 문명이 만들어낸 웬만한 가공식품에는 약방의 감초처럼 빠지지 않는 것이 인산염이다. 이 물질들은 식품에 탄력을 주는 일 외에도 결착력을 높이고, 미생물 번식을 억제하며, 맛을 좋게 하는 등 그 역할이 눈부시다.

"현대인은 인을 너무 많이 섭취하는 경향이 있습니다. 첨가물인 인산염 탓이에요. 체내에 인이 많아지면 칼슘 대사가 비정상적으로 이루어집니다. 동맥경화나 골질환의 원인이 될 수 있지요. 나트륨처럼 인의 함량도 식품성분표에 표시해야 한다고 봅니다." 미국건강개선센터CRHD 애시위니 세걸Ashwini Sehgal 박사의 설명이다.❺

우리나라에서는 인의 함량을 표시하기는커녕 식품에 인산염을 사용했는지조차도 알 수 없는 경우가 태반이다. '산도조절제'라는 편리한 대체 용어가 있기 때문이다. 이 용어만 써넣으면 인산염은 어떤 것이든 마음대로 사용할 수 있다. 이른바 '용도명 표시 규정'의 맹점이다.

일단 '인산'이라는 글자가 붙은 첨가물은 되도록 피하자. 산도조절제라는 첨가물도 경계하는 것이 좋다. 튀김식품을 좋아하시는가. 유난히 바삭하다면 인산염이 사용됐을 가능성이 크다. 단무지 같은 절임식품은 탱탱한 제품일수록 의심해야 한다. '무첨가' 전통 단무지는 물렁하면서 쫄깃한 느낌을 준다는 사실을 기억하자.

첨가물로 허가된 인 화합물들

- 인산
- 제1인산칼륨
- 제3인산칼륨
- 제2인산나트륨
- 제1인산암모늄
- 제1인산칼슘
- 제3인산칼슘
- 제3인산마그네슘
- 폴리인산칼륨
- 메타인산칼륨
- 피로인산칼륨
- 글리세로인산칼륨
- 피로인산 제2철
- 산성알루미늄인산나트륨

- 인산철
- 제2인산칼륨
- 제1인산나트륨
- 제3인산나트륨
- 제2인산암모늄
- 제2인산칼슘
- 제2인산마그네슘
- 폴리인산나트륨
- 메타인산나트륨
- 피로인산나트륨
- 산성피로인산나트륨
- 글리세로인산칼슘
- 피로인산철나트륨
- 염기성알루미늄인산나트륨

자연스러운 듯하지만 자연스럽지 않은 식품

자일리톨의 고향은 '꽃 피는' 화학공장

무색투명한 결정. 언뜻 보기엔 설탕 같다. 그러나 먹어보면 설탕이 아님을 금방 알게 된다. 단맛 뒤에 강한 청량감이 느껴져서다. 이 청량감은 어찌나 맑고 깨끗한지 고급 박하사탕을 연상시킨다. 무슨 물질일까. 단맛을 즐기는 이라면 벌써 짐작했을 것이다. 저 유명한 '자일리톨'이다.

자일리톨은 일반 소비자에게는 다소 베일에 싸인 선망의 물질이다. 단맛이 주는 이미지와는 사뭇 다르게 유익한 기능들이 많다고 해서다. '충치 방지'와 '저칼로리' 개념은 기본이고 '혈당치를 그다지 올리지 않는다'는 매력까지 갖추고 있다. 무공해를 표방하는 먼 이국의 자작나무 숲을 연상시키면서 말이다.

자일리톨은 이런 특성을 무기로 가장 먼저 껌 시장을 평정했다. 자자일리톨을 껌의 한 브랜드명쯤으로 알고 있는 소비자도 많을 정도다. 껌에서 쌓은 명성을 바탕으로 이 신비의 물질은 일반 식품들에까지 상륙한다. 이 소재가 가는 곳엔 늘 '친건강 고급 이미지'가 따라붙는다.

하지만 수락석출水落石出이라 했던가. 허울을 걷어내면 실체가 드러나게 마련이다. 자일리톨의 속살을 들여다보자. 이 소재는 자연의 산물이 아니다. 공산품이다. 왜냐하면 화학공장에서 만들어지기 때문이다. 다만 그 원료가 '자일로스'라는 자연의 당류일 따름이다. 자일로스에 수소첨가반응을 시켜서 얻는다. 식품위생법에서 이 소재를 화학첨가물로 분류하는 것은 이러한 이유에서다.

자일리톨의 트레이드마크와 같은 충치 방지 기능도 실은 별것 아니다. 이 소재는 미생물들에겐 낯선 물질이다. 특히 충치를 만드는 '뮤탄스균 S. Mutans'의 경우 낯가림이 심하다. 그 녀석은 자일리톨을 품어보려고 낑낑대지만 결국 포기한다. 우리 입 안에 이 소재만 있는 한, 충치균이 절대로 번식할 수 없다.❷ 그것이 바로 충치를 유발하지 않는 비밀인데…….

언뜻 신기해 보이는 이 사실 속에서 자연의 섭리에 역행하는 기류가 느껴지지 않는가? 그렇다. 자일리톨은 충치균에게만 낯선 물질이 아니다. 우리 몸의 효소들도 낯설어한다. 그래서 이 소재는 몸 안에서 정상적으로 대사되지 않는다. 설탕에 비해 칼로리가 낮은 사연이 바로 그것이다. 혈당치도 당연히 적게 올릴 수밖에.

주목할 점은 자일리톨의 이런 특성이 좋은 것만은 아니라는 사실이다. 오히려 해가 될 수도 있다. 혈당치를 적게 올린다는 측면을 보자. 본디 단맛을 내는 물질은 몸 안에서 혈당치를 올려야 한다. 왜냐하면 단맛이 감지되는 순간, 우리 몸에서는 인슐린이 왈칵 분비되기 때문이다. 인슐린이란 혈당치를 낮추는 호르몬 아닌가. 혈당치가 올라가지 않은 상태에서 인슐린만 분비되면? 혈당치가 기준보다 낮은, 이른바 '저혈당 상태'에 빠지게 된다.❸ '인슐린 비의존성 감미료'의 탐닉이 저혈당증을 부를 수 있다는 보고가 나오는 이유다.

　자일리톨과 같은 물질을 식품 용어로 '당알코올'이라 부른다. 이 당알코올에는 여러 종류가 있다. 소르비톨, 말티톨, 만니톨, 에리스리톨, 락티톨, 이소말트 등. 자일리톨과 사촌쯤 되는 물질들로서 모두 비슷한 문제를 안고 있다. 많이 먹으면 설사를 유발한다는 사실도 그 가운데 하나다. '자연의 섭리를 거역한 물질'이라는 설명 속에 모든 힌트가 들어 있다.

자연스러운 듯하지만 자연스럽지 않은 **식품**

비타민C라는 이름의 첨가물

　녹차 추출액, 비타민C, 탄산수소나트륨, L-아스코르빈산나트륨……. 요즘 인기리에 판매되고 있는 녹차음료의 공통 원료다. 이 물질들을 물에 녹여 병에 넣은 것이 우리가 마시는 녹차음료다. 음료치고는 그런대로 무난한 원료 구성으로 보인다.

　이들 원료 가운데 유독 우리의 시선을 끄는 물질이 하나 있다. 바로 비타민C다. 일단 이 비타민C를 꺼려할 사람은 없을 것이다. 좋은 물질의 대명사이기 때문이다. 업체는 고맙게도 그 좋은 것을 녹차음료에까지 넣어줬다. 과연 건강 음료답다.

　그런데 알고보니 그 비타민C가 녹차에만 들어 있는 것이 아니다. 요즘 혜성처럼 떠오르는 각종 추출차들, 스포츠 드링크나 아미노산 음료 등에서도 비타민C라는 이름이 발견된다. 또 발효음료는 물론 토마토나 당근주스, 심지어 오렌지주스 따위의 과일계 음료에까지 그 물질은 보무당당하게 진출해 있다. 웬만한 음료는 거의 다 이 물질과 인연을 맺고 있다는 이야기다. 이쯤 되면 너무 남용하는 것이 아닐까. 혹시 어떤 다른 이유라도 있는 것은 아닐는지.

여기서 일본의 식품 저널리스트 군지 가즈오郡司和夫의 설명을 들어보자. "음료에 비타민C를 넣어줘서 고마워하신다고요? 그럴 필요는 없습니다. 업체가 자신들의 편의를 위해 첨가한 것이거든요. 비타민C는 강력한 산화방지제 아닙니까. 각종 성분들의 변질을 막고 갈변현상을 억제하는 역할을 하죠."❶

사용 목적이야 어떻든 비타민C를 섭취할 수 있으니 좋은 것 아닐까. 몸속에 들어오면 어떤 식으로든 유익하게 작용할 테니 말이다. 하지만 여기에는 한 가지 고약한 사실이 숨어 있다. 이 비타민C는 출신이 다르다는 것. 음료에 첨가돼 있는 비타민C를 보고 상큼한 과일이나 신선한 채소를 연상한다면 오산이다. 그 비타민C는 엉뚱한 곳, 정체불명의 화학공장에서 만들어진다. 이름하여 '합성 비타민C' 다. 더 정확히 말하면 고농도의 순수한 '아스코르빈산'이다.

문제는 이 합성 비타민C가 우리 몸속에서는 천연 비타민C와 전혀 다르게 행동한다는 사실.《비타민 쇼크Vitamin Schock》의 저자인 독일의 한스울리히 그림Hans-Urich Grimm은 이렇게 설명한다.

"비타민은 혼자서 아무 일도 못해요. 미네랄 같은 다른 영양분들과 결합한 상태에서만 효과를 발휘할 수 있죠. 즉, 복합체여야 한다는 이

야기인데 천연 비타민만이 그 조건을 충족합니다."❷

일본 도시샤대학 니시오카 하지메西岡一 교수의 논문에는 이런 구절이 있다. "합성 비타민C는 체내에서 활성산소를 적잖게 만든다. 활성산소는 암세포를 만드는 유해물질이다."❸ 전문가들의 의견을 종합해보건대, 합성 비타민C는 '득' 보다는 '실' 이 많은 물질이다.

음료에 들어 있는 비타민C, 다시 생각해볼 일이다. 그 비타민C는 영양분으로 보기 어렵다. 그것은 한낱 첨가물에 불과하다. 1킬로그램을 몇천 원이면 구할 수 있는 싸구려 첨가물이다. 우리는 '첨가물 음료' 를 마시며 황송해하는 것이다. 요즘 큰 시장을 형성하고 있는 비타민C 음료도 그 연장선 위에 있다.

미국암연구협회AACR에는 많은 암 전문가가 있다. 그들은 얼마 전 학술회의에서 "시중의 영양보충제supplements는 권하고 싶지 않다"고 적극 개진한 것으로 알려져 있다.❹ 같은 맥락이다. '인공물질 무용론' 은 비타민C에만 국한하지 않는다. 미네랄을 비롯한 모든 영양분에 똑같이 해당된다. 영양분을 섭취하는 가장 좋은 방법은 일상의 식생활을 통하는 것이다.

자연스러운 듯하지만 자연스럽지 않은 **식품**

주스는 과일 가게의 '꼴뚜기'

 단맛이 강하지만 천박하지 않고, 신맛이 강하지만 자극적이지 않다. 귀하지도 않고 헤프지도 않은, 평범한 우리네 대중 음료. 날씬한 유리잔에 따라놓은 모습이 더 잘 어울리는 웰빙 식품의 대명사, 바로 과일주스다.

 한데 이상하게도 전문가의 사전을 아무리 들춰봐도 주스라는 이름은 눈에 띄지 않는다. 웰빙 식품의 항목에서 말이다. 그럼 웰빙 식품이 아니란 말인가. 주스 마니아들에게는 송구스런 이야기인지 모르지만, 그렇다고 말할 수밖에 없다. 맞다. 주스는 웰빙 식품이 아니다. 건강 전문가들 중에 주스를 권하는 사람은 없다. 왜일까? 그 좋은 과일로 만든 것인데.

 일단 농축과즙이란 것이 '어물전의 꼴뚜기' 같은 존재다. 주스의 이

미지를 잔뜩 흐려놓고 있다. 농축과즙이란, 말 그대로 과즙을 가열·농축해 부피를 줄여놓은 것이다. 보통 5분의 1 내지 7분의 1 수준으로 농축한다. 운반비를 줄이고 변질을 막기 위함이다. 우리가 흔히 알고 있는 시중의 과일주스는 거의 대부분 이 농축과즙을 물로 희석해 만든다.

농축했다 희석하니 원래 과즙의 모습이 남아 있을 리 없다. 그래서 첨가물의 마력이 필요해진다. 색소, 향료, 산미료 등이 무차별 첨가된다. 설탕이나 과당 같은 정제당이 사용되는 것은 물론이다. 어떤 것은 혼자 고고한 척 '무가당'이란 팻말을 들고 있지만, 별 의미가 없음은 삼척동자도 아는 상식이다. 과즙은 한 방울도 들어가지 않고 오직 첨가물로만 만든 '가짜 주스'는 여기서는 논외로 하자.

그렇다면 농축과즙을 사용하지 않은, 자연 그대로의 이른바 천연주스는 어떨까. 업계에서는 이런 주스를 '스트레이트*straight* 주스'라 부른다. 과일을 그대로 착즙해 만들었다는 뜻이다. 경우에 따라 'NFC'라는 라벨을 붙이기도 한다. '농축하지 않았다*Not From Concentrate*'는 말의 국제적 약어다. 당연히 고급 주스일 터다.

유감스럽게도 이런 스트레이트 주스 역시 전문가들은 회의적으로 본다. 여기에 현대인 식생활의 난해한 공식이 들어 있다. 착즙한 과즙은 필연적으로 변질하게 마련. 그래서 반드시 살균을 해야 한다. 가장 흔한 방법이 가열살균이다. 가열하는 과정에서 귀중한 영양분들이 파괴되지 않을까? 이렇게 생각했다면 스스로 전문가라고 자부해도 좋

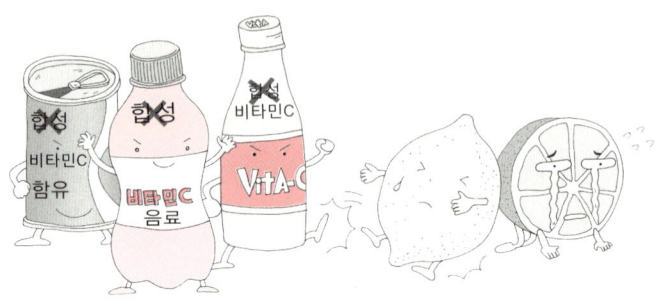

다. 그렇다. 아무리 정통 NFC 주스라 해도 포장해서 파는 제품은 영양적으로 과일과 비교할 바가 못 된다.

하지만 전문가들이 주스라는 식품을 곱지 않은 눈초리로 보는 이유는 이런 영양상의 문제 때문만이 아니다. '당지수 glycemic index' 이론을 보자. 주스는 생래적으로 당지수가 높을 수밖에 없다. 과일에 비해 높다는 이야기다. 착즙하는 과정에서 섬유질이 대거 유실되기 때문이다. 과일의 섬유질 함량은 보통 2퍼센트를 넘나들지만, 주스는 0.1퍼센트 이하라는 연구 자료가 실상을 대변한다.❶ 당지수가 높은 식품일수록 '당대사 시스템'에 스트레스를 가하고 비만을 부추기게 마련이다. 유럽의 저명한 영양학자 파보 에이롤라 Paavo Airola 박사가 일찍이 "인체는 주스와 같은 마시는 식품을 대사시키기에 적합하지 않다"고 갈파한 이유다.❷

여름에 덥다고 주스를 벌컥벌컥 드시는가? 물론 청량음료보다는 훨씬 낫다. 그러나 과일을 그대로 씹어먹는 것보다는 나쁘다. 씹어먹기가 정 곤란한 입장이라면 과일을 강판에 갈아먹자. 그것도 어렵다면 시판 주스를 이용해야 하는데, 되도록 농축과즙 표기가 없는 스트레이트 주스, 즉 NFC 제품을 선택하자. 가장 나쁜 것은 농축과즙조차 사용하지 않은, 주스라는 탈을 쓴 '첨가물 음료'다.

과일이 '비만 식품'이라고?

가끔 황당한 이야기를 듣는다. 과일이 비만 식품이라는 것이다. 전문가라고 알려진 유명 인사들의 입에서도 그런 이야기가 나오곤 한다. 무책임한 발언이 아닐 수 없다. 필경 칼로리만 보고 그런 판단을 했을 것이다. 현대 영양학의 큰 맹점 가운데 하나다. 과일의 당분 함량을 보자. 10퍼센트 안팎이다. 숫자로만 보면 과일은 고칼로리 식품임이 틀림없다. 그러나 자연식품은 그렇게 허술하지 않다. 과일의 당류는 체내에서 모두 다 칼로리화하는 것이 아니다. 장내 유익한 미생물의 먹이가 되는 것이 있는가 하면, 체외로 그냥 배출되는 것도 있다. 섬유질이라는 똘똘한 '보안관'이 있어서다. 또 각종 비타민이나 미네랄, 수많은 식물성 영양분*phytonutrient* 등의 존재를 인정하면 과일에 그런 모욕적인 언사를 구사하지 않을 것이다. 이 유익한 성분들은 인체 세포에게는 태평성대의 화신이다. 최적의 상태에서 생명활동을 수행하도록 돕는다. 당연히 신진대사가 왕성하게 이뤄질 것이다. 지방이 축적되기는커녕 오히려 축적 지방이 연소된다. 오해를 씻자. 과일은 결코 비만 식품이 아니다. 다이어트 식품이다. 단, 주스는 그렇지 않다.

자연스러운 듯하지만 자연스럽지 않은 식품

'가정표 카레'의 건강 본색

인도에 카레가 있을까, 없을까? 우리나라 사람들만 궁금해하는 것이 아닌 모양이다. 일본이나 미국의 네티즌들도 똑같은 질문을 던져놓고 이러니저러니 의견을 주고받는다. 카레는 이제 세계인의 주목을 받는 식품이 됐다. 국경이 없어진 식품을 꼽는다면 단연 카레가 앞 순위에 들 터다.

국적도 불분명한 카레가 이처럼 세계인의 식품으로 우뚝 서게 된 까닭은 무엇일까. 자극적이면서도 싫지 않은 특유의 맛도 맛이지만, 다른 식품이 쉽게 넘볼 수 없는 귀한 효능 때문이다. 그것을 학술적으로 '항산화 기능'이라 부른다. '항산화'란 말 그대로 산화를 막는다는 뜻.

카레의 항산화 기능은 그 구성 원료 면면을 보면 쉽게 알 수 있다.

강황, 코리앤더, 커민, 생강, 계피, 겨자, 정향, 육두구, 로즈마리, 마늘, 고추, 후추 등등. 지명도 면에서 둘째가라면 서러워할 천연 향신료들이다. 이것들을 가루로 만들어 섞은 것이 '카레분'이다. 이 카레분을 구성하는 향신료에는 하나같이 탁월한 항산화 성분이 들어 있다.

이 가운데 가장 돋보이는 소재가 강황이다. 정열적인 진노랑을 상징색으로 하는 강황은 카레를 카레답게 만드는 핵심 원료다. 카레 하면 인도가 떠오르는 것은 강황의 주산지가 그 지역이기 때문이다. 그런데 이 강황이 보통 소재가 아니다. '쿠르쿠민'이라는 강력한 천연 항산화제가 들어 있어서다. 서울산업대 박수남 교수팀의 실험에 따르면, 쿠르쿠민의 항산화력은 비타민E에 비해 많게는 8배나 강한 것으로 밝혀졌다.❶ 강황에 다른 향신료들을 섞을 때 이 항산화 효과는 더욱 커진다.

식품에서 왜 항산화 효과가 중요한가. 우리 몸의 세포를 보호해주기 때문이다. 지구촌에 늘 테러가 발생하듯, 우리 몸에서도 테러가 끊이지 않는다. 테러 대상이 세포라면 테러리스트는 활성산소다. 활성산소란 몸에서 저절로 만들어지거나 외부에서 잠입하는 유해물질이다. 산화력이 강한 녀석으로 악명이 높다. 활성산소의 공격이 잦으면 세포들은 자주 '산화적 스트레스'에 시달리는데 그 결과가 노화 또는 질병이다.

그렇다면 항산화 효능을 지닌 식품들의 역할이 자명해진다. 그렇다. 이 식품들이 활성산소의 산화력을 무력화하는 것이다. 테러리스트로부터 권총을 빼앗는 꼴이다. 항산화력이 강한 식품을 즐겨먹는 사람의 몸 안은 늘 태평성대다.

　최근 들어 이 사실을 주목하는 의학자들이 부쩍 늘었다. 강황을 중심으로 한 연구가 체계적으로 시도되고 있다. 미국 로스앤젤레스 캘리포니아대UCLA 의대 알츠하이머센터의 연구가 그 한 예다. 강황의 쿠르쿠민 성분이 치매 치료에 어떤 역할을 하는지가 이 센터의 관심사다. 국내 연구진도 물론 쿠르쿠민을 주목한다. 인제대 의대 강재헌 교수팀은 쿠르쿠민이 동맥경화를 완화하는 데에, 서울대 약대 서영준 교수팀은 암을 억제하는 데에 효험이 있다는 사실을 임상적으로 확인한 바 있다.[2]

　강황은 우리나라에서는 귀한 식물이다. 하지만 강황가루를 구하는 것은 어렵지 않다. 카레 요리도 쉽게 맛볼 수 있다. 그것은 행운이다. 다만 한 가지 짚고 넘어가야 할 것이 있다. 카레도 가려먹어야 한다는 것. 시중에서 흔히 접하는 분말카레, 고형카레, 레토르트 카레 등 이른바 '가공카레'를 보자. 거의 대부분 인공조미료, 유화제, 증점제, 향료와 같은 첨가물 범벅이다. 정제유, 경화유 같은 해로운 지방도 마구 사용된다. 이런 나쁜 물질들은 쿠르쿠민의 효능을 단숨에 삼켜버린다. '득' 보다 '실'이 많을 수밖에 없다.

　되도록 첨가물이 사용되지 않은 친건강 카레를 선택하자. 가장 좋은 것은 카레분을 직접 섞어, 자연 소재로 맛을 낸 '가정표 카레'다.

이렇게 손수 만든 카레는 여름철 보양식으로 안성맞춤이다. 쿠르쿠민 특유의 자극적인 맛이 더위까지 쫓아줄 터이기 때문이다. 바캉스 요리로 이런 카레를 정했다면 일리 있는 선택이다.

카레는 우유·땅콩·토마토와 찰떡궁합

카레분을 만드는 데는 정답이 없다. 향신료 가루를 구입해 기호대로 섞으면 된다. 물론 강황가루가 주축이 될 것이다. 이 카레분에 자연 소재들을 넣고 익히며 맛을 내는 것인데, 이 과정에서 숙지할 상식이 하나 있다. 강황의 쿠르쿠민이 유용성 물질이라는 사실. 기름에만 녹는다는 뜻이다. 그래서 기름 성분이 많은 소재를 써야 쿠르쿠민이 잘 녹아나오고, 우리 몸에서 효과적으로 흡수된다. '카레 요리를 만들 때는 물 대신 우유를 넣는 것이 좋다'는 충고가 이 이론에서 나온다. 우유의 유지방을 이용하자는 것이다. 이때 땅콩과 같은 너트류도 함께 갈아 넣어보자. 영양가를 올리고 좋은 지방을 보충하는 일석이조의 효과가 있다. 여기에 토마토까지 갈아넣으면 금상첨화다. 토마토의 '리코펜'이라는 성분이 향신료의 항산화 효능을 극대화해준다.

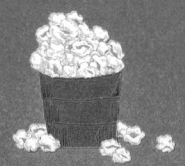

- '엄마표 간식'의 억울한 사연
- '염산의 작품'과 '미생물의 작품'
- 야누스 식품, 팝콘
- 다방이 망쳐버린 커피 문화
- '흥분독소'를 제소한다
- 왜곡된 '음식의 혼'

02_ 포기할 수 없는 맛, 그러나……

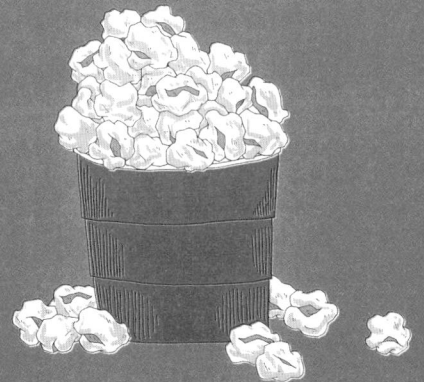

포기할 수 없는 맛, 그러나……

'엄마표 간식'의 억울한 사연

초등학생 자녀 둘을 둔 주부 박 씨. 시판되고 있는 과자나 빵은 첨가물 범벅이라는 얘기를 듣고 아이들 간식을 손수 만들기로 했다. 첫 작품으로 평소 아이들이 즐겨먹는 버터빵을 만들어볼 참이었다. 친건강식품 매장에서 국산 밀가루를 사고 자연버터를 샀다. 정제하지 않은 수입 흑설탕과 조청, 이스트 등도 마련했다. 요리책에 나와 있는 대로 정성 들여 배합하고 발효시켜 오븐에 구웠다.

박 씨가 만든 빵은 해로운 성분이 전혀 없는 그야말로 '건강빵'이다. 엄마가 빵 만드는 모습을 신기한 듯 지켜보던 두 아이는 오븐에서 빵이 나오자마자 질세라 다투며 입에 넣는다. 그런데 두 아이의 얼굴이 동시에 일그러졌다. '혹시나' 했던 엄마 솜씨가 '역시나'라는 표정이었다. 박 씨도 한 조각 떼어 맛을 보니 과연, 제과점 빵의 그 고소하고 깊은 맛에는 도저히 비할 바가 못 됐다. 전에 감자튀김을 만들었을 때도 아이들이 못 먹겠다고 빈정댔던 기억이 났다. 왜일까? 재료는 훨씬 더 좋은 걸 썼는데. 역시 솜씨 탓인가.

이유는 '향료'다. 시중의 빵에는 향료를 쓰지만 박 씨는 쓰지 않았다. 음식에 향기 성분이 있을 때와 없을 때의 맛 차이는 그야말로 천지 차이다. 일본의 맛 전문가인 하토리 유키오服部幸應 박사는 "향료를 넣게 되면 맛이 5배나 강해진다"고 수치로까지 제시했다.❶ 감기가 심하게 걸려 코가 막혔을 때, 음식의 맛을 느끼지 못하는 것도 같은 이유라고 했다.

오늘날 과학은 어떤 향기 성분이든 화학적으로 만들어낼 수 있다. 오렌지맛이 필요하면 오렌지향을 만들고 우유맛이 필요하면 우유향을 만든다. 우유맛 가운데에도 싱싱한 맛인지, 구수한 맛인지, 아니면 버터맛인지 얼마든지 톤을 바꾸어 요구에 응한다. 하다못해 갯벌의 비린내나 숲 속의 나무 냄새까지도 만든다.

이들 향료는 천연향료도 있지만 대부분 합성향료다. 가공식품에 사용하는 향료는 특히 그렇다. 합성향료를 만드는 데 사용하는 화학물질은 몇 가지나 될까. 우리나라에서 허가된 것만 해도 2,000가지가 훨씬 넘는다. 우리는 이 많은 물질들을 얼마나 이해하고 있을까.

그동안 적지 않은 화학물질이 식품첨가물 목록에서 지워졌다. 신규로 허가되는 물질도 물론 있겠지만, 앞으로 계속 지워져나갈 것이다. 유해성이 속속 밝혀지기 때문이다. 이 물질들이 숨기고 있는 문제는 너무 광범위해서 어느 하나로 지목하기 어렵다. 자체적인 독성 외에도 발암물질, 환경호르몬, 최기형성 물질, 과잉행동의 원인 물질 등 실로 다양한 굴레를 쓰고 있다.❷ 얼마 전에 언론을 통해 부각된 바 있는 알레르기 문제는 빙산의 일각에 지나지 않는다.

　화학물질을 피할 것인가, 맛을 포기할 것인가? 식품 소비자는 양자택일을 강요받고 있는 셈이다. 대안은 없는 것일까. 없을 리가 없다. 자연 소재만을 이용해도 얼마든지 맛을 만들어낼 수 있다. 오늘날 식품회사가 해야 할 일이 바로 그것이다. 식품회사는 그 책임을 완수할 기술력과 자본력이 있다. 그것은 대단히 가치 있는 일이다.

　그 일은 소비자만을 위한 것이 아니다. 식품회사의 백년대계를 위해서도 중요하다. '친건강 식품 가공 기술'을 가진 회사만이 살아남는 시대가 결국 올 것이기 때문이다. 그 시대가 빨리 오도록 하는 것이 소비자의 책무다.

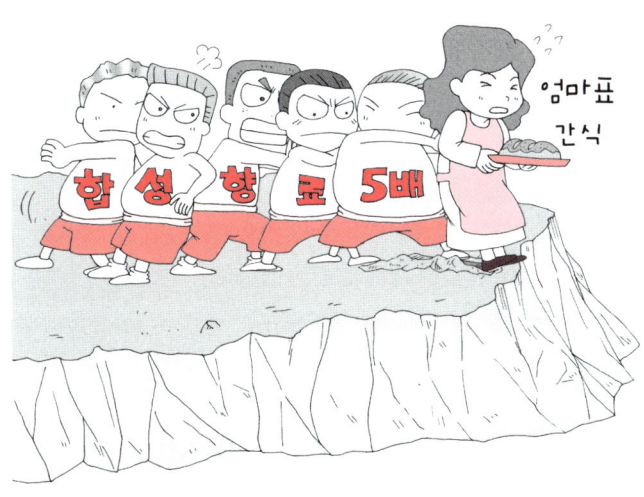

포기할 수 없는 맛, 그러나……

'염산의 작품'과 '미생물의 작품'

지금부터 60여 년 전, 일본의 한 간장 제조업체 연구소. 간장의 생산성 향상을 위해 고민을 거듭하던 연구원의 머리에 기발한 아이디어가 스친다. 간장 맛의 정체는 아미노산이다. 콩 단백질이 미생물에 의해 분해되면 아미노산이 만들어지는데, 이 아미노산이 간장 특유의 맛을 낸다. 그렇다면 어떤 방법으로든 아미노산만 만들면 간장의 맛을 낼 수 있지 않을까?

이 연구원의 가설은 적중했다. 그는 콩깻묵에 남아 있는 단백질을 염산으로 분해해 아미노산액을 만들었다. 맛을 보니 과연 간장에서 느껴지는 풍미와 흡사했다. 획기적인 발견이었다. 여기에 인공조미료와 첨가물을 넣자 맛이 거의 같아졌다. 색깔이야 색소로 얼마든지 맞출 수 있었다. 이제 간장을 발효시키기 위해 1년 가까운 시간을 낭비

할 필요가 없어졌다. 단백질을 화학적으로 분해만 시키면 된다. 작업은 단 며칠이면 끝낼 수 있다. 염산을 쓴다는 점이 마음에 걸렸지만 알칼리 물질로 중화하면 될 일이다. 이른바 '산(酸)분해간장'이 탄생하게 된 배경이다.❶

이 놀라운 발견은 간장에서만 끝난 것이 아니다. 사람들은 구수한 맛의 원천이 아미노산이라는 사실을 놓치지 않았다. 아미노산액을 더 농축해 걸쭉하게 만들어보니 맛이 훨씬 강했다. 식품에 소량만 첨가해도 신기할 정도로 풍미가 깊고 진해진다는 사실을 확인할 수 있었다. 그것은 즉각 조미 소재로 개발됐다. 이렇게 해서 만들어진 것이 바로 '단백가수분해물'이다.

단백가수분해물은 일반인에게는 낯선 용어다. 향료처럼 소량만 사용되는 까닭에 원료 표시란에 거의 기재되지 않는다. 그러나 이런 실상과는 달리 이 물질은 가공식품 세계에서 대단히 중요한 존재다. 인공조미료와 함께 맛을 만드는 핵심 물질이어서다. 드레싱이나 마요네즈 등 조미식품에서부터 인스턴트식품, 육가공품은 물론이고 스낵과 같은 과자류에 이르기까지 오늘날 소비자들이 찬양하는 맛 뒤에는 이 물질이 있다고 보면 틀림없다.

문제는 안전성이다. 단백가수분해물은 이처럼 '맛의 무대'에서 마음 놓고 활보하게 해도 되는 물질일까? 전문가들은 염산이 단백질을 분해하는 과정에서 만들어지는 '염소화합물'을 주목한다. 이것들에 발암물질이라는 라벨이 붙어 있어서다. 어떤 학자는 염소화합물이 불임의 원인 물질이라고도 주장한다.❷ 실제로 요즘 일본에서는 단백가수분해물의 염소화합물 함유 실태를 조사하는 모습이 자주 관측된다.

일본의 첨가물 전문가인 아베 쓰카사女部司는 또 다른 측면에서 단백가수분해물을 규탄한다. 아이들의 미각을 왜곡시키는 주범이라는 것이다. 일단 이 물질이 내는 화학적인 맛에 길들어지면 더 이상 자연의 맛을 즐길 수 없게 된다는 것이 그의 주장이다.❸

단백가수분해물이 사용되는 실상은 우리나라도 일본과 크게 다르지 않다. 하지만 우리나라에서는 이 물질의 유해성에 대한 인식이 거의 없다. 오히려 일각에서는 이 물질을 된장에 비유하며 옹호한다. 두 소재가 똑같이 아미노산으로 이루어져 있다는 것이 이유다. 염소화합물보다 이런 잘못된 시각이 더 큰 문제가 아닐까. '염산의 작품'과 '미생물의 작품'을 혼동한다는 것은 어불성설이다. 그 차이는 하늘과 땅만큼이나 크다. 산분해간장과 단백가수분해물을 보면서 '식문화의 아노미'를 본다.

포기할 수 없는 맛, 그러나……

야누스 식품, 팝콘

'……그대 웃음은 내 가슴속에 별빛이 되고/ 자꾸만 팝콘처럼 튀어 올라 오~ 오~/ 웃음이 손짓이 표정이 내게로 와……'

가수 성시경은 연정의 애절함을 팝콘에 비유해 노래했다. 이 노래를 듣고 있자면 팝콘 특유의 부드러움이 매 순간을 압도한다. 팝콘의 부드러움에서 젊은이들은 연인의 정을, 어른들은 어릴 적 향수를 읽는다.

팝콘의 자랑은 물론 부드러움만이 아니다. 달콤한 듯 구수하게 풍기는 깊은 '전분취'! 그 뒷맛 역시 빼놓을 수 없는 매력이다. 이 부드러움과 구수함으로 설명되는 팝콘의 두 미각적 가치는 신체 대사적 측면에서 어떤 의미가 있을까. 다시 말해 건강 전문가들은 팝콘이란 식품을 어떻게 평가할까.

"영화관에서 판매하는 팝콘은 되도록 들지 마세요. 십중팔구는 포화지방으로 튀깁니다." 미국공익과학센터^{CSPI} 마이클 제이콥슨^{Michael} ^{Jacobson} 박사의 충고다.❶ 박사가 팝콘 문제로 포화지방을 거론한 데는 두 가지 이유가 있다. 인공적으로 만든 나쁜 지방인데다가 이 기름에는 틀림없이 트랜스지방산이 들어 있다는 것이다. '수소첨가반응'으로 만든 경화유이기 때문이다.

트랜스지방산이란 가공식품 유해성 논란의 최선단에 위치해 있는 물질. 쇼트닝이나 마가린 따위의 인공경화유에 필연적으로 들어 있는 물질이다. 팝콘을 이런 나쁜 기름으로 튀기는 이유는 부드러움과 구수함을 더 강화시키기 위함이다.

그뿐만이 아니다. 팝콘을 정크푸드로 분류하는 데 이의를 제기하는 사람은 없을 것이다. 그 근거는 당지수$^{glycemic\ index}$ 이론으로 쉽게 설명할 수 있다. 팝콘과 같은 팽화식품은 일반적으로 당지수가 높다. 고온·고압에서 가공되기 때문이다.

당지수가 높다는 것은 체내에서 소화·흡수돼 혈당치를 급격히 올린다는 뜻이다. 혈당치가 급격히 올라가면 순식간에 공복감이 해소된다. 뻥튀기를 먹고 나면 밥 생각이 없어지는 이유도 그 이론으로 설명할 수 있다. 하지만 팝콘에 충분한 영양분이 있는가? 영양분은 없되 일순간에 식욕을 떨어뜨리는 식품, 그것이 바로 '정크푸드'라고 부르는 부실 식품이다. 팝콘의 부드러움과 구수함이라는 물리적 특성 뒤에는 '정크^{junk}'라는 화학적 의미가 숨어 있었던 것이다.

설상가상으로 얼마 전에 팝콘은 또 하나의 치명적인 구설수에 휩싸인 적이 있다. 포장지 생산 업체의 한 연구원이 회사 내부 문건을 공개한 것이 발단이다. 팝콘 봉지 안쪽에는 유해 화학물질이 코팅돼 있는데, 그 일부가 녹아 나온다는 사실이 폭로됐다.❷ '플루로텔레머'로 확인된 이 물질은 환경호르몬이자 발암 의심물질이다.

이제 전문가들이 팝콘을 곱지 않은 눈초리로 보는 이유가 명백해졌다. 팝콘이 자랑하는 부드러움과 구수함이라는 품질 요소는 미각만을 배려해 설계된 말초적 가치다. 트랜스지방산의 작품이라는 점, 또는 당지수를 높이는 원인이라는 데에서 우리 몸은 그런 왜곡된 특성을 좋아하지 않는다. 오히려 '유해한 것'으로 인식한다.

"혀는 문 앞의 경비원이다. 경비원이 주인이 되면 모든 것이 엉망진창이 된다." 재미 생리학자인 텍사스대학 유병팔 박사는 이렇게 말하며, 오로지 미각적 만족만을 추구하는 현대인의 식생활에 경종을 울린 바 있다.❸ 좋은 음식이란 입이 좋아하는 식품이 아니라 몸이 좋아하는 식품이다.

포기할 수 없는 맛, 그러나…

다방이 망쳐버린 커피 문화

우리나라 사람들이 가장 많이 소비하는 생필품은 무엇일까? 생필품 매장을 대표하는 할인마트에 답이 있지 않을까 싶다. 그곳에서 가장 많이 팔리는 품목이 정답일 테니까. 그것은, 바로 '커피믹스'다. 국내 최대 할인마트가 얼마 전에 발표한 자료를 보면 커피믹스가 판매액 1위를 차지했다.

커피, 설탕, 프림의 황금비율. 화려한 알루미늄박 필름 안에 숨은 커피믹스의 실루엣이다. 한낱 분말 또는 과립의 혼합물이지만 따끈한 물에 녹는 순간 이 녀석은 괴력을 발휘한다. 쌉쌀한 듯 구수하게 감도는 그윽한 단맛. 한번 입에 익은 사람은 순식간에 포로가 된다. 하루 한두 잔은 기본이고 마니아라면 몇 잔씩 습관적으로 마신다. 어디서든 뜨거운 물만 있으면 되니 편리하기도 이루 말할 수 없다.

커피믹스로 대표되는 이런 커피 소비문화를 어떻게 평가해야 할까. 소비자 건강 측면에서 생각해보자. 구성 원료를 살펴보면 답을 얻을 수 있다. 먼저 커피 자체는 유해성 여부를 한마디로 정의하기가 쉽지 않다. 카페인과 같은 각성물질이 '창'이라면 폴리페놀과 같은 항산화 물질은 '방패'와 같다고 말할 수 있을 것이다. 좋은 점과 나쁜 점이 공존한다는 뜻이다. 따라서 커피 자체에 대한 선악 구분은 소비자의 판단에 맡겨야 한다.

두 번째 물질인 설탕. 정제당을 대표하는 당류다. 이 물질에 대해서는 새삼 언급할 필요가 없을 것이다. 그 유해성이 이미 널리 알려져 있으니 말이다.

문제는 세 번째의 프림이다. 커피 크리머의 또 다른 이름인 프림, 이것이 커피 소비문화를 망치는 주범이다. 프림을 보면서 우유를 연상하는가? 순진한 사람이다. 세포에 원형질이 있다면, 식물성 유지, 카세인나트륨, 제이인산칼륨, 실리코알루민산나트륨 등이 프림의 원형질이다. 여기에 향료, 색소 등이 약방의 감초처럼 추가된다.

우선 프림의 뼈대와 같은 식물성 유지를 보자. 이것은 인공경화유다. 가공식품 유해성 논란의 첨단 물질인 트랜스지방산이 당연히 똬리를 틀고 있다. 혹 요즘 제품들은 트랜스지방산이 없을 수도 있다. 그렇다고 안심하면 안 된다. 인공적으로 만든 굳은 기름이기에 체내에서 정상적으로 대사되지 않는다는 것이 정설이다.❶

그 뒤에 늘어서 있는 낯선 물질들은 무엇일까. 기능은 조금씩 다르

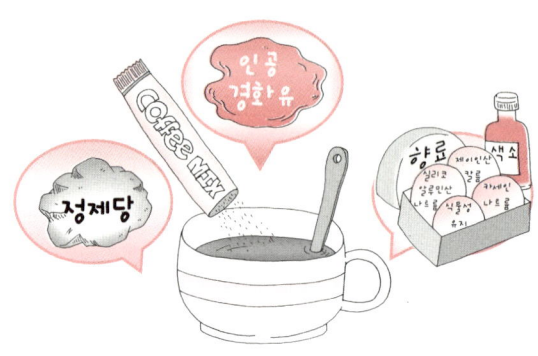

지만 통틀어 유화제로 이해하면 된다. 우유처럼 보이게 하려고 사용하는 첨가물이다. 물론 화학물질들이다. 모 커피믹스의 깊은 풍미를 유독 사랑하는가? 그것은 향료의 작품이다. 커피믹스로 만든 이른바 '다방커피' 한 잔을 마셨다면 칼로리 덩어리인 정제당을 큰 숟갈 가득 먹은 것이고, 심혈관 질환의 주범인 인공경화유를 먹은 것이며, 정체불명의 수많은 화학물질을 먹은 것이다.

  커피는 기호음료를 대표한다. 이젠 기호음료 소비 문화도 건강이라는 틀 위에 올려놓고 다시 재단해야 한다. 커피믹스가 우리나라에 최초로 선을 보인 것은 약 30년 전. 당시는 인스턴트커피조차 귀한 시절이었다. 하지만 지금은 크게 변했다. 바람직한 기호음료 문화란 무엇일까. 되도록 가공을 적게 한 차를 즐기는 것이다. 원두의 '블랙 맛'을 배워보자. 다방커피가 현란한 환락가의 맛이라면 블랙커피는 칼칼

한 여염집의 맛이다. 우리 몸은 후자의 맛을 더 좋아한다. 자연의 맛이기 때문이다.

다방커피에는 커피믹스만 있는 것이 아니다. 젊은이들이 좋아하는 캔커피나 병커피, 직장인들이 즐겨 마시는 자동판매기 커피도 모두 같은 가문의 해로운 커피다. 오스트레일리아의 사회학자 데버러 럽튼 $_{Deborah\ Lupton}$은 "인류의 위험은 자연적인 것에서 인위적인 것으로 변해 왔다"고 갈파했다. '생필품 1위, 커피믹스'라는 현실을 보니 그 말의 뜻이 비로소 이해된다.

'블랙커피'가 써서 못 마시겠다면

레귤러커피라면 더 좋지만 꼭 그럴 필요는 없다. 인스턴트커피라도 커피가루만 물에 녹이자. 그것이 블랙커피다. 물론 쓴맛이 날 것이다. 정 써서 못 마시겠다면 우유나 생크림을 조금 넣고 '비정제 설탕'으로 단맛을 띄워보자. 뒷맛이 깨끗한, 썩 괜찮은 커피가 될 것이다. 자연의 그윽한 커피향을 훨씬 가까이에서 즐길 수 있다.

포기할 수 없는 맛, 그러나…

'흥분독소'를 제소한다

'뉴트라스위트^{NutraSweet}'라는 회사가 있다. 미국 시카고에 본사가 있다. 인공감미료를 대표하는 아스파탐 생산업체다. 회사 홈페이지에 접속하면 누구든 단맛에 대한 향수로 침샘이 축축해옴을 느낄 것이다. 이런 이미지 광고 문구도 눈에 들어온다. "마음껏 달콤한 맛을 즐기세요. 칼로리 걱정, 혈당 걱정은 붙들어 매시고요."❶

광고가 자랑하듯 아스파탐은 꽤 매력적인 감미료다. 매력의 원천은 강력한 단맛. 설탕에 비해 감미가 약 200배나 된다. 단맛 나는 음식에 설탕이 보통 10퍼센트 남짓 사용된다고 보면, 이 감미료는 0.05퍼센트 수준에서도 톡톡히 제 몫을 해낼 수 있다. 맛만 있고 실체는 없는 셈이니 칼로리 걱정을 할 이유가 없다. 혈당 문제도 마찬가지. 게다가 친근한 맛 또한 매력으로 빼놓을 수 없다. 흔히 '설탕과 유사한 감패턴을 지닌다'고 표현한다. 이런 아스파탐만의 강점이 오늘날 '인공감미료 지존'의 위치를 굳건히 지키게 해준 원동력이다.

하지만 문제는 안전성이다. 허가 당시부터 터져나온 잡음이 30년 가까이 된 오늘까지 줄기차게 계속되고 있다. "아스파탐에 대한 유해성 보고요? 그동안 발표된 것만 해도 10,000건은 족히 될걸요." 미국 '아스파탐소비반대연대^{ACSN}' 관계자의 설명이다.❷ 이 영웅적인 감미료에 어떤 흠이 있단 말인가.

페닐알라닌 50퍼센트, 아스파라긴산 40퍼센트, 메탄올 10퍼센트. 아스파탐의 신상명세서다. 이 세 가지 물질로만 구성된 것이 신기하게 강한 단맛을 낸다. 무엇이 문제일까. 일단 가장 뒤에 보이는 물질이 눈살을 찌푸리게 한다. 메탄올은 유독성 물질로 익히 알려져 있지 않은가. 이 물질은 체내에서 포름알데히드로 변한다. 뇌종양과 망막세포 손상, 바로 포름알데히드 짓이다. 그 정도 적은 양에서도 문제가 되냐고? 1리터짜리 다이어트 음료 한 병에 들어 있는 아스파탐은 일일섭취허용량의 약 7배에 해당하는 메탄올을 만든다는 것이 미국 의학자 하이만 로버츠$^{Hyman\ J.\ Roberts}$ 박사의 주장이다.❸

하지만 이 메탄올 문제는 아스파탐이 가진 흠의 극히 일부에 지나지 않는다. 진짜 겁나는 것은 앞의 두 물질이다. 페닐알라닌과 아스파라긴산. 혹시 식품 지식이 있는 분이라면 고개를 갸우뚱할지도 모르겠다. 단백질을 구성하는 평범한 아미노산이기 때문이다. 이 물질들도 해롭단 말인가. 여기서 우리가 짚고 넘어가야 할 상식이 하나 있다. 일반 식품의 아미노산과 아스파탐의 아미노산은 천지 차이라는 사실이다. 우리 몸에 들어오면 전혀 다르게 행동한다. 아스파탐에서 유리된 페닐알라닌과 아스파라긴산은 혈류를 타고 뇌세포로 모여든다. 뇌의 특정 부위에 유리 아미노산 농도를 비정상적으로 상승시킨다. 그 결과는? 뇌호르몬 교란, 신경세포 파괴 등 치명적인 문제를 낳는다.❹

뇌에서의 이와 같은 무질서는 비단 아스파탐에서만 관측되는 것이 아니다. 또 하나의 뜨거운 감자가 인공조미료다. MSG로 알려져 있는 L-글루타민산나트륨을 보자. 주 구성물질이 글루타민산이다. 역시 아미노산이다. 우리 몸에 들어오면 똑같은 메커니즘을 통해 뇌세포를 공격하고 심리 상태를 교란한다.

아스파탐과 MSG는 맛은 다르지만 결국 한집안 자손이다. 이런 물질을 미국의 신경학자 러셀 블레이록 *Russell L. Blaylock* 박사는 '흥분독소 *excitotoxin*'라 부른다.❺ 뇌와 신경 세포를 쓸데없이 흥분시켜 위해를 가한다는 뜻이다. 만일 첨가물 법정이 있다면, 그래서 첨가물을 제소할 수 있다면 가장 먼저 흥분독소를 끌어내고 싶다. 정신 건강을 해치는 주범으로. 각종 사회문제의 원흉으로.

포기할 수 없는 맛, 그러나……

왜곡된 '음식의 혼'

 "제 취미요? 요리예요. 저의 '필살 메뉴'는 김치찌개와 된장찌개죠." 한 연예인의 음식 솜씨가 언론에 소개된 적이 있다. 주인공은 인기 정상의 남성 MC. 팬 서비스 차원의 의례적인 발언이겠거니 했는데 이어지는 대목에서 그의 요리 실력이 범상치 않음을 직감할 수 있었다.

 "찌개에선 육수가 중요해요. 저는 늘 남해안의 죽방멸치를 우려내어 육수를 만들죠. 또 요리는 순발력뿐 아니라 지구력이 필요해요. 한소끔 끓으면 중불로 30분 정도 뭉근히 익히는 게 제 노하우입니다."

 음식의 맛을 내는 데 중요한 것은 무엇일까? 일본 도쿄의 하토리영양학교 교장인 하토리 유키오服部幸應 박사는 '간·국물·가열방법'을 기본 3요소로 정의한다. 이 세 요소가 이상적으로 조화를 이루어야만 최상의 맛이 나온다는 것이다. 육수가 아무리 훌륭해도 소금이 덜 들어갔거나 불 조절이 잘못된 경우, 또는 불 조절이 비록 잘됐어도 육수에 문제가 있든가 간이 안 맞으면 제맛이 나지 않는다는 것이 하토리 박사의 설명이다.❶ 물론 여기서 말하는 소금은 그 종류가 중요할 터다. 바다의 미네랄이 살아 있는 천연염이어야 하니까.

이 이론에 비춰보면 앞에서 언론이 소개한 인기 MC의 노하우 속에는 두 가지 키워드가 들어 있음을 알 수 있다. '죽방멸치 육수'와 '중불로 30분'이 그것. 여기에 간을 맞추는 '소금'을 추가하면 3요소가 완성된다. 국물과 가열방법의 중요성을 꿰뚫고 있는 그인 만큼, 소금의 역할 역시 섭렵하고 있을 것임에 틀림없다. '가장 훌륭한 조미료는 소금!' 요리책의 첫 장에 나오는 상식 아닌가.

간·국물·가열방법이 만드는 '요리 3중주'는 비단 찌개에서만 요구되는 덕목이 아니다. 전 세계의 빵 마니아들을 매료시키고 있는 프랑스의 푸알란Poilane빵을 보자. 사용되는 원료는 오직 세 가지다. 밀가루·효모·소금. 하지만 빵 맛은 기막히다. 비결이 뭘까? 첫 번째 특징이 효모다. 대대로 내려오는 천연효모로 자연발효를 시킨다. 두 번째 특징은 독특한 오븐에 있다. 흙으로 만든 화덕에서 장작불로 열을 만든다. 세 번째 특징이 바로 소금. 프랑스 서해안에서 생산되는 전통 천일염만을 고집한다.❷

이와 같은 푸알란빵의 세 가지 특징은, 요리의 3요소라는 '캔버스' 위에 펼치면 정확히 일치한다. 천연효모는 '국물'의 노하우에, 장작

불 화덕은 '가열방법'에, 전통 천일염은 '간'을 맞추는 재료에 각각 해당하지 않는가. 결국 찌개나 빵이나 맛을 내는 원천 기술은 통한다는 이야기다.

맛은 음식의 혼이다. 문제는 오늘날 그 '음식의 혼'이 요리 이론으로부터 만들어지지 않는다는 사실이다. 백사장의 모래알만큼이나 많은 가공식품들, 그 다양한 식품들의 '혼'은 태생부터 전혀 엉뚱한 곳에서 나온다. 첨가물 창고가 그곳이다. 그곳에는 인공조미료나 향료, 단백가수분해물 같은 이상한 물질들이 보관되어 있다.

일본의 맛 전문가가 제안하는 요리 3요소는 가공식품 공장에서뿐 아니라 요식업소의 주방, 각 가정의 부엌에서도 곱씹어봄직한 기술적 덕목이다. 그것은 식품의 맛을 창조하는 사람들에게 이제까지와는 다른 시각에서 상상의 나래를 펴도록 주문한다. 해로운 첨가물로 맛을 낸다는 발상은 이제 박물관으로 보내라고 하면서.

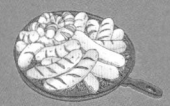

- 천연색소는 괜찮다고?
- 식용색소의 제왕, 캐러멜색소
- 자연색과 인공 색의 차이
- 식품 속에 숨어 있는 타르
- '빛 고운 햄'은 빼세요
- 선글라스 다이어트
- 싱싱한 채소의 역설

03_ 보기 좋은 떡, 먹기 좋은 떡

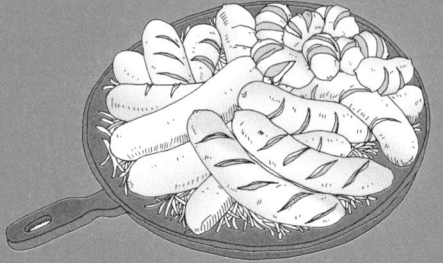

보기 좋은 떡, 먹기 좋은 떡

천연색소는 괜찮다고?

요즘 천연 첨가물이 날개를 달았다. 화학물질 기피 풍조가 확산되면서 어부지리로 인기가 치솟고 있다. 식품업체가 천연물질 연구에 박차를 가하는 것은 당연지사. 이런 변화를 실증이라도 하듯, 최근 사용량이 급격히 늘어난 첨가물이 있다. 바로 '코치닐추출색소'다.

생물체가 원료이니 이 색소는 당연히 천연 첨가물이다. 가격도 비교적 저렴한데다 색깔을 선명하게 낼 수 있다는 이점이 있어서, 적황색 계열의 합성착색료를 대신할 수 있는 강력한 대안으로 떠오르고 있다. 그러나 유감스럽게도, 이 색소는 어두운 추억을 가지고 있다.

약 40년 전, 미국 보스턴 시의 매사추세츠 종합병원. 소화기내과 병실이 발칵 뒤집힌다. 원인 모를 장염이 번지면서 어린아이 한 명이 숨지고 환자 스물두 명이 고통을 호소했다. 살모넬라증 유사 증상이었다. 면밀히 조사를 마친 병원 측 전문가가 한 가지 물질을 범인으로 지목한다. 제 발 저린 듯 엉거주춤 한쪽에 웅크리고 있는 핑크색 물질, 다름 아닌 코치닐추출색소였다. 환자들의 영양분 흡수 능력을 검사하기 위해 캡슐에 첨가한 그 색소가 급성 장염의 원인이었던 것이다.❶

이 사건을 계기로 코치닐색소에 대한 연구가 급물살을 탄다. 장에 염증을 유발하는 문제 외에도 알레르기 원인 물질로서 과민성 쇼크를 일으킬 수 있다는 사실, 유전자에도 손상을 가할 수 있다는 사실 등이 속속 밝혀진다. 영국의 과잉행동장애아 지원단체^{HACSG}에서는 '어린이 음식에 넣으면 안 될 물질'로 명시하기에 이른다.❷ 천연 성분인 만큼 안전하겠거니 했던 물질이 문제 덩어리였던 것이다.

한낱 색소에 불과한 물질이 왜 이리 시끄러운가. 내막을 알면 고개가 끄덕여진다. 코치닐색소의 원료는 벌레다. 중·남미 지역의 선인장에 기생하는 연지벌레가 그것. 물론 벌레로 만든다고 해서 문제가 되는 것은 아니다. 색소의 성분에 관심을 가질 필요가 있다. 주성분이 카르민산$^{carminic\ acid}$이라는 화학물질이다.❸ 이 성분은 생체 내에서 천의 얼굴을 한다. 산도에 따라 색상이 변하는데 중성에서는 핑크색을, 산성에서는 주황색을, 알칼리성에서는 보라색을 띤다. 즉, 못 믿을 물질이라는 뜻이다. 연지벌레가 카르민산을 만드는 이유는 다른 생물로부터 자신을 보호하기 위함이라는 사실 속에 힌트가 들어 있다.

이런 잡음과는 아랑곳없이 코치닐색소는 오늘날 가공식품에 사용 범위를 크게 넓혀가고 있다. 음료, 가공유류, 과자·빵, 육가공품, 어육, 조미식품……. 어떤 식품에서 본 딸기색 또는 오렌지색이 특별히 아름답다고 느끼는가? 제품 뒷면의 원료 표시란을 확인하라. 십중팔구 '코치닐추출색소'라는 표기를 발견할 것이다. 그것은 벌레가 만든 카르민산의 작품이다.

  식용색소 적색2호나 적색3호 혹은 황색5호와 같은 타르색소 대신 코치닐색소 쪽으로 식품 기술자들의 손이 간다는 것은 일단 환영할 일이다. 타르색소의 유해성이 워낙 크기 때문이다. 그러나 아무리 천연색소라도 방심은 금물이다. 알고 보면 베일에 가려져 있는 부분이 꽤 많다.

  여기서 새겨둬야 할 첨가물 상식 한 가지. 천연 첨가물에는 두 종류가 있다. 원료 소재가 먹을 수 있는 것이냐, 먹을 수 없는 것이냐로 나뉜다. 만일 먹을 수 없는 소재로 만든 물질이라면 일단 경계하는 것이 좋다. 코치닐추출색소가 그 사실을 일깨우고 있다.

보기 좋은 떡, 먹기 좋은 떡

식용색소의 제왕, 캐러멜색소

    흑설탕(삼온당), 콜라, 산분해간장, 자장라면 소스, 모조 흑맥주……. 이들 식품의 공통점은? 넌센스 퀴즈가 아니다. 정답은, 짐작이 가겠지만, '모두 검은색을 띤다'이다. 그 검은색은 무엇이 만들까. 자연스럽게 물든 천연 식품 고유의 색일까. 물론 그렇게 생각하는 사람은 없을 것이다. 인위적으로 첨가한 색소의 작품이다. 다름 아닌 '캐러멜색소'.

    캐러멜색소는 오늘날 가공식품 세계에서 없어서는 안 될 귀빈 중의 귀빈이다. 그 사용 범위가 실로 폭넓어서다. 강렬하면서도 사뭇 친근감을 자아내는 흑갈색에서부터, 누룽지의 구수한 풍미가 당장에라도 우러날 듯한 연황색에 이르기까지, 식품에 먹음직스런 느낌을 손쉽게 연출할 수 있는 것은 캐러멜색소가 있기 때문이다.

전 세계 식용색소 시장 점유율 80퍼센트.❶ 모 종합식품회사 원료창고에 색소가 10통 들어 있다면 그중 8통은 캐러멜색소로 보면 된다. 과자·빵·음료·육가공품·조미식품·면류·주류 등 웬만한 식품이라면 너나없이 이 색소의 은총을 받고 싶어 한다. 식용색소에 제왕이 있다면 그것은 두말할 것 없이 캐러멜색소다.

그렇다면 우리는 이 '골리앗 색소'에 대해 얼마나 알고 있을까. 식품첨가물공전을 보면 이 색소는 천연 첨가물로 분류되어 있다. 오해를 부를 수 있는 몇몇 식품을 제외하고는 어디에든 쓸 수 있다. 사용량 제한도 없다. 그동안 이 색소에 대해 시비하는 것을 본 적이 있는가? 식품 기술자에게 문의해도 십중팔구 안전한 물질이라고 답해줄 것이다. 과연 그럴까. 이 색소는 그렇게 안심하고 먹어도 되는 물질일까?

해외 전문가들의 설명에 귀를 기울여보자. 캐나다의 도리스 사전트Doris Sarjeant는 30년간 첨가물을 연구해온 식품 케미컬 전문가다. 그는 저서에서 캐러멜색소를 사뭇 잔인하게 묘사한다. 신경독을 가진 물질로 경련을 유발할 수 있으며, 백혈구를 파괴해 면역력을 저하시키는 물질이라는 것.❷ 또 미국의 건강 저널리스트인 루스 윈터Ruth Winter 역시 "캐러멜색소는 베일에 가려진 첨가물이다. 동물실험에서 비타민 대사를 저해하는 현상이 확인됐다"고 설명하고 있다.❸ 일본의 첨가물 전문가인 와타나베 유지渡邊雄二는 아예 족쇄를 채워버린다. "캐러멜색소요? 변이원성 물질입니다. 유전자에 손상을 가한다는 뜻이죠."❹

이와 같은 유해성 이론은 캐러멜색소의 제조방법을 조금이라도 알면 곧 수긍이 간다. 원료는 당류 또는 전분이다. 출발점이 천연물질이니 안심해도 좋을 듯 보인다. 그러나 그 다음부터가 문제다. 가열되면서 산 또는 알칼리 물질이 마구 투입되곤 한다. 그뿐만이 아니다. 이 색소에는 4가지가 있는데, 종류에 따라 암모늄 또는 아황산 화합물들이 연이어 사용되기도 한다.❺ 모두 '캐러멜화 반응'을 촉진하기 위해 넣는 화학물질이지만, 이것들이 탄수화물 속에서 무슨 짓을 할지 아무도 모른다.

　애당초 캐러멜색소를 천연 첨가물로 분류한 것부터 잘못이다. 화학물질이 사용되는 만큼 화학첨가물로 분류해야 마땅하다. 또 사용량도 제한해야 한다. 세계보건기구^{WHO}의 일일섭취허용량^{ADI}이 체중 1킬로그램당 0.2그램 이하로 설정되어 있는 점을 주목해야 한다.❻

　명칭도 문제다. 혹시 색소의 이름으로부터 고급 밀크캔디인 '캐러멜'을 연상하는가? 뱁새를 보고 황새를 떠올리는 것이 낫다. 캐러멜과 캐러멜색소는 천지 차이다. 등하불명^{燈下不明}, 첨가물 문제는 의외로 가까운 곳에 있었다.

보기 좋은 떡, 먹기 좋은 떡

자연색과 인공 색의 차이

기축년 2009년은 소의 해다. 만일 꽃에 비유한다면 무슨 꽃이 될까. 미모사 꽃을 들고 싶다. 미국 팬톤컬러연구소가 2009년의 색을 미모사 꽃의 노란색이라고 발표한 바 있기 때문이다. 금융위기가 빚은 지구촌의 암울한 분위기를 노란 꽃색의 힘으로 밝게 바꿔보자는 것이 연구소의 바람이다. 색은 묵묵하지만 우리 일상에 많은 영향을 미친다.

식생활에서도 색은 무척 중요하다. 음식을 먹을 때 우리 감각기관에 가장 먼저 들어오는 것이 색이다. 식품의 색을 보고 우리는 신선도를 판단한다. 신선한 식품은 당연히 색상이 선명할 터. 그러나 가공했거나 변질된 식품은 색이 바랬거나 변해 있다. 식품의 '물이 좋다'는 표현은 색이 선명하다는 뜻 아닌가. 선명한 색상은 식품의 '품질보증서'인 셈이다.

식품의 색은 영양적으로도 중요한 의미를 갖는다. 시금치, 쑥, 녹차 잎 등의 진녹색. 이 색깔의 정체는 클로로필이라는 천연 성분이다. 클로로필이 있는 곳에는 비타민, 미네랄, 단백질 등 유익한 성분이 풍부하다고 보면 된다. 클로로필은 대개 이들 영양분과 복합체를 형성하고 있기 때문이다. 물론 클로로필 자체가 매력적인 항산화제라는 점도 간과할 수 없다.❶

호박 같은 녹황색 채소류에는 카로티노이드 계통의 성분이 가득하다. 베타카로틴이나 크산토필이라는 색소 성분이 그것들이다. 이 물질들은 몸속에서 비타민A의 생합성에 관여한다. 토마토나 수박의 붉은색을 보며 리코펜을 떠올렸다면 전문가라고 자부해도 좋다. 만인의 갈채를 받고 있는 강력한 항산화 물질이다.❷

천연색소 성분의 여왕쯤 되는 것이 안토시아닌이라는 물질이다. 적색, 자색, 청색, 경우에 따라서는 흑색에 이르기까지 안토시아닌은 다양하게 현란한 색상을 내뿜는다. 이 색소 성분 역시 마찬가지 이유로 우리 몸에는 보배로운 물질이다. 우리 몸은 이런 색소 성분의 중요성을 본능적·경험적으로 알고 있다.

문제는 바로 그것. 식품의 다채로운 색상에 그토록 중요한 의미가 있다면 인위적으로라도 그 색깔을 만들어 넣을 수 있지 않을까. 식품 첨가물의 큰 축을 이루는 식용색소의 역사가 활짝 열리게 된 배경이다. 두각을 나타낸 녀석은 단연 '타르색소'다. 합성착색료의 대표 격인 물질로 석유나 석탄의 콜타르를 주원료로 합성한다. 아니, 콜타르로 색소를 만들어 음식에 넣는다고?

　내막을 알게 된 소비자가 외면하기 시작하자 이번엔 다른 방법이 동원된다. 색소에 '천연'이라는 글자를 붙이는 것이다. 그러기 위해서는 원료가 천연물질이어야 한다. 그러나 천연물질만으로는 색상이 잘 안 나온다. 쉽게 변색되기도 한다. 그래서 색상보정제, 안정제 등이 첨가된다. 당연히 화학물질이다. 이를테면 캐러멜색소에 강산, 강알칼리 또는 아황산, 암모늄 화합물 따위가 사용되는 식이다.❸

　천연색소로 불리는 이들 물질은 애초부터 문제를 안고 있었다. 어떤 소재에서 특정 성분을 인위적으로 추출해낸다는 사실이 그것. 파프리카추출색소를 '파프리카 열매의 가루'라고 생각하는가? 큰 오해다. 두 가지는 전혀 다른 물질이다.

　합성착색료건 천연색소건 둘 다 인공색소다. 이런 색소가 들어 있는 음식을 만들고 먹는 것은 우리 몸을 기만하는 행위다. 음식에 색깔을 내는 제대로 된 방법은 천연 재료를 그대로 갈아넣는 것이다. 색이 예쁘지 않으면 어떤가. 우리 몸은 그런 음식을 더 좋아하는 것을.

　문득 '모시송편'이 생각난다. 주로 호남 지역에서 빚는 송편이다. 송편에 모시 잎 가루를 직접 넣어 만든다. 모시의 부드러운 초록색이 식감을 자극하거니와 촉촉한 느낌을 오래 유지해줘 일품이다. 그렇게 자연과 하나가 된 송편과 인공색소가 들어간 가짜 색상의 송편을 어찌 비교하랴.

　앞으로는 호박과 좀 더 친해져야겠다. 호박도 단호박이나 청둥호박이 돼야겠지. 2009년의 상징 색이 노란색이라고 하니 말이다. 참, 모시송편도 한 번 주문해볼까. 지난 추석 때 즐겼던 그 송편의 색과 맛을 지금 다시 음미하는 것도 괜찮을 듯싶다.

코펜하겐 쇼크

비타민C는 무슨 색일까? 십중팔구 노란색이라고 답할 것이다. 시중의 비타민C 보조식품들이 대부분 노란색을 띠고 있어서다. 그러나 비타민C는 원래 색이 없는 물질이다. 우리가 기억하는 그 노란색은 공장에서 첨가한 베타카로틴이나 리보플라빈의 색이다. 문제는 이들 비타민과 색소 성분이 거의 인공물질이라는 점. 그래서 이런 유형의 비타민 보조식품은 오히려 더 해로울 수 있다는 보고가 있다.❹ 2007년 덴마크 코펜하겐대학에서 연구한 결과라고 해서 '코펜하겐 쇼크'라 부른다. 자연식품인 듯 신선한 색상으로 위장돼 있는 우리 주변의 비타민 보조식품들, 마음 놓고 먹어도 되는 것인지 생각해볼 일이다. 비타민을 섭취하는 가장 좋은 방법은 음식을 통해 먹는 것이다. 당신의 음식은 무슨 색인가. 자연의 색인가, 인공의 색인가?

> 보기 좋은 떡, 먹기 좋은 떡

식품 속에 숨어 있는 타르

'태안 앞바다에 타르 덩어리가 둥실.' 2008년 새해 벽두의 신문 지면에는 이런 제목의 기사가 마치 오염된 바다의 타르 덩어리처럼 둥둥 떠다니고 있었다. 어처구니없는 원유 유출사고. 말 없는 바다의 절망감이 좀처럼 분해되지 않는 타르 덩어리와 함께 꽤나 오랫동안 우리 기억의 한쪽에 자리한 바 있다.

'타르'란 원유의 휘발 성분이 날아가고 남은 찌꺼기를 말한다. 환경을 오염시키고 건강을 위협하는 혐오물질의 대명사다. 그래서인지 이 물질은 일반인에게는 낯설다. 일상에서도 그다지 접할 기회가 없다. 담배의 유해물질로나 더러 보고되는 정도일까.

하지만 그동안 이 타르라는 물질은 의외로 우리 가까이에 있었다. 그것도 먹는 식품에 숨어서 말이다. 식용색소 황색 몇 호니, 청색 몇 호니 하는 색소가 바로 그것. 합성착색료로 통칭되는 이 물질을 업계에서는 흔히 '타르색소'라 부른다. 콜타르에 화학처리를 하여 만들기 때문이다. 값이 싸고 색깔 내기가 쉬워 이 색소는 오랫동안 인기리에 식품에 사용되어 왔다.

"우리나라 타르색소의 역사는 약 반세기 전으로 거슬러 올라갑니다. 식품위생법이 처음 공포된 1962년 당시, 타르색소는 19가지나 허가돼 있었지요. 그러나 지금은 9가지밖에 안 남았어요. 절반 이상이 쫓겨난 것이죠. 유해성이 속속 확인됐기 때문입니다." 얼마 전에 국내 타르색소 사용 실태를 조사한 바 있는 시민환경연구소 관계자의 설명이다.❶ 이 이야기 속에 타르색소 관리의 난맥상이 고스란히 들어 있다.

중요한 것은 오늘날까지 살아남은 9가지, 즉 '9인방의 타르색소'에 대한 판단이다. 어떨까, 그것들은 안전한 물질일까. 그래서 살아남은 것일까?

안타깝지만 그렇지 않다고 말할 수밖에 없다. 앞서 추방된 동료 색소들과 크게 다르지 않게 이미 '주홍글씨'가 새겨져 있기 때문이다. 암, 불임, 갑상선·신장 종양, 알레르기, 구토, 호흡곤란, 과민반응, 어린이 과잉행동증 가운데 최소한 한 가지 이상과 내통해 있다. 결국 남은 색소들도 언젠가는 쫓겨날 운명이란 이야기다.

이 9인방 중 특히 주목해야 할 것이 '적색2호'다. 이 색소는 1970년대 초부터 일찍이 퇴출 명부에 올라 있었다. 동물실험 결과 암세포를 만들고 태아에 치명적인 위해를 가한다는 사실이 확인되었기 때문이다.❷ 그러나 우리나라에서는 여전히 긴 목숨을 부지하고 있다. 서양에서는 이미 오래전에 쫓겨났는데 말이다. 가장 먼저 즉결처분해야 할 색소다.

한편, 관심 있는 이라면 타르색소 이름 뒤에 '알루미늄레이크'라는 표기가 붙은 것을 본 적이 있을 것이다. 이를테면 '식용색소 녹색3호 알루미늄레이크' 처럼 말이다. 이 색소는 일반 타르색소에 알루미늄 성분을 결합시켜 만든다. 변색을 방지하고 기름에 잘 녹게 하기 위해서다. 이것은 타르색소의 유해성 외에, 체내 알루미늄 축적이라는 또 한 가지의 문제를 추가한다.

모든 식품첨가물이 그러하듯 타르색소 역시 아이들에게 더욱 해롭다. 그러나 유감스럽게도 이 색소는 어린 학생들이 즐겨먹는 식품에서 더 자주 발견된다. 학교 주변의 정크푸드, 저급 청량음료, 육가공품, 수입식품 등이 그 예다. 이 색소는 사용량 제한이 없다는 사실도 큰 맹점이다. 얼마든지 많은 양을 사용해도 괜찮은 것으로 돼 있다.

수많은 자원봉사자가 생업을 제쳐놓고 태안 앞바다로 모여든 바 있다. 타르 덩어리를 제거하기 위해서였다. 물론 시급한 일이었다. 하지만 가공 식품에 잠입하는 타르 색소를 퇴출하는 일도 그에 못지않게 시급하다. '청정의 나라' 노르웨이는 이미 오래전에 타르색소 사용을 전면 금지하지 않았는가.

보기 좋은 떡, 먹기 좋은 떡

'빛 고운 햄'은 빼세요

　이 첨가물은 꼭 써야만 하는 것일까. 정말 대안은 없는 것일까. 육가공품에 아직도 두루 사용하고 있는 혐오물질의 대명사, 아질산나트륨을 두고 하는 말이다. 아질산나트륨은 육가공품의 색깔을 선홍색으로 유지하고, 미생물 번식을 억제하며, 맛도 부드럽게 해주는 '일석삼조'의 첨가물이다. 얼마 전 한 환경단체는 "국내 햄·소시지 제품 가운데 52개 품목에서 여전히 아질산나트륨이 사용되고 있다"고 발표했다.❶ 답답하다. 높은 악명만큼이나 목숨이 질긴 물질이다.

　"아질산나트륨이 암을 일으킨다고 하는데요, 아직 확인된 사례는 없습니다. 동물실험 결과일 뿐이죠. 독성 문제도 침소봉대되어 있어요. 아질산나트륨을 치사량만큼 섭취하기 위해서는 보통 햄을 10킬로그램이나 먹어야 하거든요. 한 번에 그렇게 많이 먹는 사람이 있나요?" 육가공업계 관계자의 언론 인터뷰다. 언뜻 그럴듯해 보이는 이야기다. 이런 사고가 뒷받침하고 있어 오늘날까지 이 악명 높은 첨가물이 건재하고 있다. 맞는 말일까?

이 발언은 중요한 사실 하나를 무시하고 있다. 우선 발암물질의 속성부터 살펴보자. 만일 오늘 내가 암에 걸렸다면, 언젠가 내 몸에 발암물질이 들어왔다는 이야기다. 그 시점이 언제쯤일까. 알기가 쉽지 않다. 분명한 것은 꽤 오래전의 일이라는 사실이다. 짧게는 15년, 길게는 50년 전의 일일 수 있다. 즉, 발암물질이 몸에 들어왔다고 해서 곧바로 암이 발병하는 것이 아니라는 이야기다. 발암물질이 인체에 들어와서 암세포를 만드는 것을 직접 확인하는 일은 현실적으로 불가능하다. 아질산나트륨이 발암물질임을 확인할 수 없다는 말은 이런 사실을 외면한 무책임한 발언이다. 미국의 암 연구가인 윌리엄 리진스키 William Lijinsky 박사는 "대부분의 암은 30~40년 전에 먹은 음식이 원인"이라고 말했다.❷

아질산나트륨의 독성에 대해서도 소비자들이 꼭 알아야 할 상식이 한 가지 있다. 현재 우리나라의 규정에 의하면 육가공품에 아질산나트륨을 사용할 수 있는 농도는 아질산 이온 기준으로 70ppm 이하다.❸ 그럼 이 농도 범위에서는 해롭지 않은 것일까. 그렇지 않다. 아질산나트륨은 '안전 섭취량' 개념이 없다고 보는 것이 옳다. 적은 양이라도 먹으면 먹은 만큼 해롭다. 이런 사실은 아질산나트륨의 체내 행태를 보면 저절로 이해된다.

아질산나트륨이 독성을 나타내는 이유는 혈액의 헤모글로빈을 파괴하기 때문이다. 헤모글로빈이 파괴되면 몸의 각 부위에 산소 공급이 차단된다. 심각한 경우 생명이 위험해지는 것이 그래서인데, 비록 적은 양을 먹더라도 우리 몸의 어딘가에는 반드시 산소 부족으로 신음하는 세포가 있게 마련이다. 그 점이 중요하다.

　아질산나트륨의 치사량은 어느 정도일까. 보통 1그램 안팎인 것으로 알려져 있다.❹ 1그램이라면, 작은 알약 한 개 정도다. 능히 그 독성을 짐작하게 하는 대목이다. 문제는 이 수치가 절대적인 것이 아니라는 점. 어린아이나 노인의 경우는 훨씬 적은 양에서도 치명적일 수 있다.

　'아질산나트륨은 가장 강력한 발암물질이자 청산가리에 버금가는 독극물' 이라는 것이 첨가물 전문가들의 견해다.❺ 이 겁나는 물질은 안타깝게도 아이들이 즐겨먹는 햄·소시지에 주로 사용된다. 아이에게 아질산나트륨이 들어 있는 식품을 먹이는 것은 어린 몸에 불행의 씨앗을 뿌리는 일이다.

　다시 처음의 질문으로 돌아와보자. 아질산나트륨은 정말 꼭 써야만 하는 것일까? 그렇지 않다. 얼마든지 대안이 있다. 다만 식품회사가 그 대안을 찾지 않을 뿐이다. 그래서 이제는 소비자가 나서야 한다. 식품회사에 적극적으로 요구해야 한다. 하루빨리 다른 방안을 찾으라고 말이다. 어떻게 할 수 있을까. 쉽다. 육가공품을 고를 때 아질산나트륨이 들어 있는 제품은 빼는 것이다.

다행히 아질산나트륨을 쓰지 않은 육가공품도 있다. 국내 햄·소시지 시장에서 약 2퍼센트가 그런 '친 건강' 제품이다.❻ 이 시장을 빨리 키워야 한다. 소비자가 마음먹기에 달렸다.

'퇴출 1순위' 첨가물

우리나라 사람의 사망 원인 1위가 암이다. 매일 200명 가까이 암으로 희생되고 있다. 그것이 발암물질 때문이라면 가장 큰 책임을 져야 하는 물질은 무엇일까? 미국의 실상과 같다고 볼 때, 바로 아질산나트륨이다. "미국인은 하루 약 1,000명이 암으로 숨진다. 그 중에는 아질산나트륨의 희생자가 가장 많다"는 것이 리진스키 박사의 주장이다.❼ 이 사실은 '첨가물 가운데 가장 위험한 물질은 아질산나트륨'이라는 일본 첨가물 전문가 와타나베 유지의 발언을 떠올리게 한다.❽ '아질산나트륨을 쓰지 않고 소시지를 만드는 사람 한 명은 의사 열 명보다 낫다'고 말해도 될 듯싶다.

보기 좋은 떡, 먹기 좋은 떡

선글라스 다이어트

중고차 시장에서 좋은 차를 만나기란 하늘의 별 따기다. 시장 가격에 비해 가치가 낮은 차들이 매물로 나올 가능성이 크기 때문이다. 자신의 차에 결함이 없어서 시장 시세로 팔기가 억울하다면 그 사람은 결코 중고차 시장에 차를 내놓지 않을 것이다. 이 현상을 경제 이론으로 설명한 학자가 있다. 미국의 조지 애컬로프 $^{George\ A.\ Akerlof}$ 교수다. 그는 이와 같은 중고차 시장을 '레몬시장'이라고 불렀다. 레몬이란 '빛 좋은 개살구'라는 뜻. 이런 레몬시장에서는 부당이득을 취하는 사람이 늘 있게 마련이다. 이 이야기는 곧 손해를 보는 사람도 생긴다는 뜻이다. 사회 문제의 원인일 수 있고 엉뚱한 일이 벌어지곤 한다.

그런데 이 레몬시장 이론은 중고차 시장에만 적용할 수 있는 것이 아니다. 오늘날 식품소비자들이 거의 매일 들르는 일반 식품 매장도 전형적인 레몬시장이다. 첨가물 등 각종 유해물질 범벅인 정크푸드들, 그 해로운 식품으로 장식된 진열대에 건강을 생각하고 만든 식품이 발디딜 틈은 없다. 중고차 시장과 크게 다르지 않은 이유다. 그래서 '잘못된 선택'이 이루어질 수밖에 없고 해괴한 일이 발생하기도 한다.

해괴한 일의 대표적인 사례를 든다면 '선글라스 다이어트'라는 것이 아닐까 싶다. 한때 일본에서 화제가 된 바 있는 신종 다이어트 기법이다.❶ 관심이 있다고? 어렵지 않다. 음식을 먹을 때는 항상 선글라스를 착용하면 된다. 다만 조건이 좀 특이하다. 선글라스 렌즈가 반드시 파란색일 것. 파란 렌즈를 통해 보이는 음식의 모습은 어떨까. 그렇다. 입 안에 고여 있던 침마저 바짝 마르게 하는, 도저히 먹고 싶은 생각이 들지 않는 이상한 물체의 모습일 것이다. 파란색은 원래 식욕을 감퇴시키는 색이기 때문이다. 아무리 식탐이 강한 사람이라도 몇 입 씹다가 수저를 놓을 게 뻔한 일이다.

생각해보면 이 선글라스 다이어트 기법은 여러모로 좋은 방법일 듯싶다. 비용이 그다지 들지 않을뿐더러 시간과 장소에 구애받을 필요가 없지 않은가. 뭐니 뭐니 해도 부작용이 없을 것이란 점이 매력적이다. 그런데 이상하게도 선뜻 선택하고 싶은 생각은 들지 않는다. 뭔가 뒤가 켕기는 느낌이다. 왜일까?

우리가 평소 먹는 가공식품의 색깔은 갖은 방법으로 위조되어 있다. 식욕을 억지로 자극하기 위해서다. 대표적인 방법이 색소를 넣는 일이다. 타르색소, 캐러멜색소, 코치닐색소, 치자색소, 이산화티타늄,

동클로로필 등등. 아질산나트륨 같은 발색제도 이 대열에서 빠질 수 없다. 이들 물질의 유해성은 초등학생도 안다.

여기서 우리는 잘못된 일을 두 번 저지르고 있다. 해로운 방법으로 눈을 속이는 일과, 그래서 공연히 과식을 하는 일이다. 그것이 문제가 되니 이번에는 이상한 안경의 힘으로 또 눈을 속여 해결하려 한다. 얼마나 어리석은 일인가!

선글라스 다이어트 같은 볼썽사나운 수단이 우리 식생활을 우스갯거리로 만들지 못하게 하기 위해서는 식품시장을 하루빨리 레몬시장의 늪에서 구출해야 한다. 방법이 있다. 그다지 어렵지도 않다. 식품원료 표기를 잘 살피면 된다. 색소를 비롯한 이상한 물질명이 눈에 띄는 제품은 장바구니에 넣지 않는 것이다.

"가장 좋은 조리법은 되도록 가공을 적게 하는 것입니다. 맛이 없다고요? 그럼 배가 고프지 않다는 뜻이에요. 배가 고프지 않은데 굳이 먹을 필요가 있을까요?" 미국의 자연주의자인 헬렌 니어링$^{Helen\ Nearing}$의 말이 생각난다. ❷

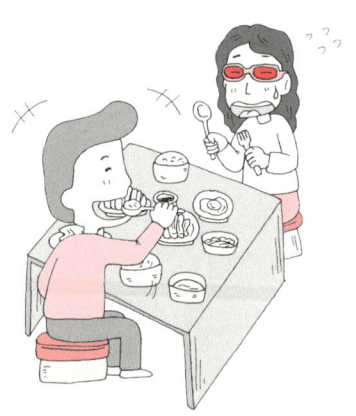

보기 좋은 떡, 먹기 좋은 떡

싱싱한 채소의 역설

"어쩜 이렇게 싱싱하지? 금방 따온 건가 봐."

식품 매장의 채소 코너. 장을 보러 나온 주부들이 깨끗하게 포장된 채소류 제품을 하나씩 들여다보고는 흡족한 표정을 지으며 장바구니에 넣는다. 집에서 따로 다듬을 필요가 없을 뿐 아니라 물에 씻을 필요조차 없어 보이는, 그야말로 공산품 같은 채소들이다. 보통 채소는 수확하면 금세 시들고 색깔도 변하는데 비결이 뭘까? 정말 밭에서 바로 따온 것일까?

물론 그럴 리 만무하다. 다듬고 포장해서 운반하는 시간 등을 감안하면 줄잡아도 사흘은 족히 걸릴 것이다. 더구나 개중에는 수입 채소도 섞여 있지 않은가. 비결은, 바로 첨가물에 있다. '차아염소산나트륨'. 살균력과 표백력을 겸비한 겁나는 물질이다.❶ 일단 이 물질의

품을 거치면 채소들은 어느 것이든 회춘하듯 싱싱해진다. 미생물이 죽고 효소가 불활성화되기 때문이다.

'채소도 식품이니 그럼 첨가물 표기를 해야 할 것 아닌가?' 당연히 하게 되는 질문이다. 그러나 세상사는 그렇게 원칙대로만 돌아가지 않는다. 예외 규정이 있어서다. "식품에 첨가물을 사용했다 하더라도 최종 제품에 남아 있지 않으면 표시할 의무가 없다"는 규정이 바로 그것이다.❷ 차아염소산나트륨이라는 첨가물을 썼지만 마지막 단계에서 중화·세척해 제거하므로 이 규정의 적용을 받을 수 있다. 각종 '포장 채소'들을 아무리 살펴도 '살균제 처리'와 같은 표기가 눈에 띄지 않는 이유다.

차아염소산나트륨이 비록 해롭다 하더라도 식품에 남아 있지 않으면 괜찮은 것 아닐까? 물론 그럴 수 있다. 표시 면제 규정이 만들어진 것도 그래서다. 하지만 이 생각은 중요한 사실 한 가지를 간과하고 있다. 차아염소산나트륨이 살균력을 갖는 이유는 무엇일까. 강력한 산화력 때문이다. 이 산화력이라는 무기는 미생물만 조준하는 것이 아니다. 채소의 모든 물질을 전방위로 공격한다. 이 공격에 가장 취약한 것이 천연 항산화제다. 비타민을 비롯한 수많은 식물성 영양물질이 항산화제라는 이름표를 달고 있다. 그런 순진한 물질들이 차아염소산나트륨의 칼부림에 희생되는 것이다.

그뿐만이 아니다. 차아염소산나트륨은 채소 내에서 또 다른 음모를 꾸민다. 슬그머니 유해물질들을 만든다는 사실이다. 그 대표적인 것이 '프리라디칼$^{Free\ Radical}$'이다. ❸ 활성 산소라는 이름으로 더 잘 알려져 있는 이 물질은 우리 몸의 노화를 촉진하고 각종 질병의 원인이 된다는 데에서 악명이 높다. 그 밖에 알데히드 화합물, 과산화물과 같은 이단 물질도 부산물로 만들어질 수 있다. 모두 인체 세포가 싫어하는 물질이다. 이런 녀석들은 차아염소산나트륨이 제거된 뒤에도 채소에 남는다.

채소와 같은 자연식품에 살균제를 처리하는 일은 하루빨리 중단돼야 한다. 그러나 유감스럽게도 현실은 거꾸로 돌아가고 있다. 얼마 전 보건당국이 살균제의 종류를 더욱 폭넓게 허가했기 때문이다. 차아염소산나트륨뿐만 아니라 이산화염소수, 오존수 등도 첨가물 리스트에 새롭게 입성했다. 채소 판매업자들은 훨씬 편리해지겠지만 국민 건강은 그만큼 퇴보하는 것이다.

이참에 채소를 고르는 상식 한 가지. 깨끗하고 신선해 보이는 채소는 일단 경계하자. 벌레 먹고 누렇게 변색된 채소가 정답일 수 있다. 물론 그 기준이 절대적인 것은 아니라는 점이 답답하긴 하지만.

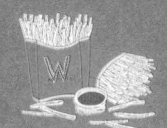

- 아스파탐 게이트
- 알쏭달쏭 산도조절제
- 'MSG 무첨가'의 비밀
- 감자튀김의 '부드러운 비수'
- '트랜스지방 0g', 안전표지 아니에요
- 버터를 안 드신다고요?
- 트랜스지방산이 '집행유예'라니요
- '경고물질 1호', 보존료
- 최고급 청량음료는 생수
- 투명한 소주의 불투명한 첨가물
- 유기농이 노하다

04_ 식탁 위의 모순과 몰상식

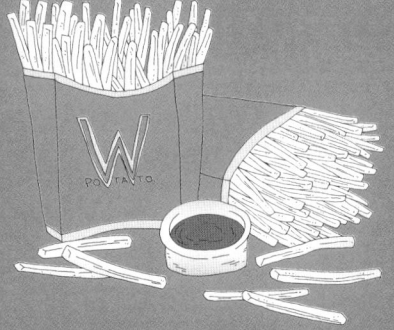

식탁 위의 모순과 몰상식

아스파탐 게이트

이야기는 30여 년 전으로 거슬러 올라간다. 1973년 미국식품의약국^{FDA} 첨가물 심사과. 식품첨가물 신규사용 허가원 한 건이 접수됐다. 허가 요청 시료는 한 업체가 수년 전에 개발한 합성물질이었다. 절차에 따라 전문가들이 안전성 심사를 실시했다. 결과는 '사용 불가'였다. 동물실험 자료가 불충분한데다가 미심쩍은 부분이 발견됐기 때문이다. 하지만 무슨 연유에서인지 이듬해 FDA는 "건조식품에 한해 쓸 수 있다"고 공시한다.

격분한 학자들이 업체가 제출한 자료를 면밀히 재검토했다. 그곳에는 치명적인 오류가 숨어 있었다. 해당 물질이 뇌종양을 일으킬 수 있다는 사실을 고의적으로 은폐한 것이다. 학자들 사이에서 업체를 형사고발해야 한다는 의견이 들끓었다. FDA는 사용허가를 보류하고 진상조사위원회를 만들었다.

위기에 직면한 업체는 정치적으로 해결을 도모한다. 백악관에 끈을 대고 있는 정치인 출신의 저명인사를 최고경영자로 영입했다. 곧 업체의 전방위 로비가 펼쳐지기 시작한다. 때마침 정치 상황도 유리하게 돌아가고 있었다. 로널드 레이건$^{Ronald\ W.\ Reagan}$ 전 캘리포니아 주지사가 대통령에 당선된 것이다. 새로 부임한 최고경영자가 대통령직 인수위원을 겸임하는 행운을 얻는다.

1981년에 출범한 레이건 행정부는 FDA 국장을 경질한다. 신임 국장은 펜실베이니아 대학의 아서 헤이스$^{Arthur\ H.\ Hayes}$ 교수. '사용 보류' 결정으로 전전긍긍하던 첨가물 업체는 기다리고 있었다는 듯, 즉시 사용허가 신청을 다시 냈다. 수년 전에 제출했던 자료 그대로였다. 헤이스 신임 국장은 몇몇 전문가에게 조언을 구하는 듯했지만 요식 행위에 불과했다. 그해 7월 사용 보류가 해제되고, 2년 뒤인 1983년에는 음료류에까지 사용 범위가 확대된다.

이 소설 같은 이야기는 실화다. 오늘날 인공감미료를 대표하는 아스파탐의 허가 과정이다. 업체는 다국적 제약회사인 미국의 서얼사$^{G.\ D.\ Searle\ \&\ Co.}$. 정치인 출신인 당시 최고경영자는 누굴까? 네오콘의 중심인물로 알려져 있는 도널드 럼즈펠드$^{Donald\ H.\ Rumsfeld}$ 전 국방장관이다. 아스파탐의 허가를 진두지휘한 헤이스는 그렇다고 장수하는 국장이 되지도 못했다. 얼마 안 있어 FDA를 떠난다. 다른 불미스런 일로 구설수에 휘말렸기 때문이다. 그는 서얼사의 방계회사에 컨설턴트

로 영입된다.❶

신경생리학자인 피츠버그대학의 윌 클라우어$^{Will\ Clower}$ 박사는 저서에서 이 줄거리를 구구절절이 적으며 소비자에게 충고한다. "아스파탐은 식품이 아닙니다. 허가 과정이 불투명한 불량 첨가물입니다. 먹지 마세요. 특히 아이들에게 먹이지 마세요. 당신 자녀의 미래를 다이어트 음료 몇 병으로 바꿀 순 없는 노릇 아닙니까."❷

많은 나라의 식품 정책 입안자들이 미국 FDA의 결정을 존중한다. FDA를 자문하는 학자층이 두텁고 신뢰할 수 있기 때문이다. 그러나 그것은 학자들의 양심이 보호될 때에 한해서다. 아스파탐의 예처럼 엉뚱한 정치 술수가 동원되는 경우도 비일비재하다. 정치논리 앞에서 학자의 양심은 추풍낙엽이다.

이렇게 허가된 아스파탐은 오늘날 100여 개 국가에서 5천 종에 달하는 각종 다이어트 식품에 사용되고 있다. 지구촌의 고정 고객만 2억 5천만 명이라는 것이 업체의 자랑이다.❸

식탁 위의 모순과 몰상식

알쏭달쏭 산도조절제

 단지가 하나 있다고 가정하자. 불투명한 재질로 되어 있어서 안이 들여다보이지 않는다. 이 단지에는 여러 종류의 벌레가 들어 있다. 대체로 순한 벌레들이지만, 개중에는 독침을 가진 무서운 놈도 있다. 이 단지에 마음 놓고 손을 집어넣을 수 있을까?
 '산도조절제'라는 식품첨가물의 용도명을 하나의 단지에 비유한다면 바로 이 벌레가 들어 있는 단지와 흡사할 것이다. 이 단지에는 벌레가 아닌 화학물질들이 들어 있다. 그것들은 비교적 안전한 물질일 수도 있고, 매우 위험한 물질일 수도 있다. 산도조절제란, 말 그대로 식품의 산도^{PH}를 바꿔주는 첨가물이다.
 특수 안경을 끼고 이 '산도조절제 단지'의 내부를 들여다보자. 가장 먼저 눈에 띄는 것이 구연산이다. 구연산은 식품에 상큼한 맛을 주기 위해 사용하는 산미료다. 과일맛 사탕이나 음료 등에 거의 필수적으로 들어간다. 그 옆에는 사과산이 놓여 있다. 이 물질도 구연산과 사촌쯤 되는 산미료다. 또 탄산칼슘이나 탄산수소나트륨(중조), 구연산칼륨 등의 물질도 보인다. 식품을 부드럽게 해준다든가 혹은 풍미를 강하게 하기 위해 사용하는 첨가물들이다. 다행스럽게도 이 물질들은 비교적 온순한 것으로 알려져 있다.

문제는 단지의 구석, 아니면 아래쪽에 숨어 있는 고약한 녀석들이다. 대표적인 것이 염산과 수산화나트륨(가성소다). 이들 물질의 악명은 삼척동자도 안다. 강산과 강알칼리이기 때문이다. 이 첨가물들은 워낙 독성이 강해 사용하더라도 반드시 중화시키도록 지침이 정해져 있다. 그러나 중화되기 전에 식품 성분과 화학반응을 일으킴으로써 다른 유해물질을 만들 수 있다는 점은 무시하고 있다.

또 눈에 거슬리는 것이 황산알루미늄칼륨(명반) 같은 알루미늄 화합물이다. 이 물질들은 '배 다른 형제'가 꽤 많은데, 인체 내에서 알루미늄 축적의 원인이 된다는 데에서 유해성이 서로 닮았다. 그리고 또 밉살맞은 것이 인산염들이다. 인산나트륨을 필두로 하는 이 가문의 화합물들은 체내에서 미네랄 흡수를 교란한다는 보고가 있어 고약하다.❶ 이들 첨가물은 모두 산도조절제라는 이름으로 같은 단지 안에 웅크리고 있다.

산도조절제라는 용어는 2006년 9월, '식품완전표시제'가 시행되면서 만들어진 신조어다. 이 명찰을 달고 있는 화학물질은 무려 55가지나 된다. 가공식품에 거의 필수적으로 사용되는 첨가물들이다. 하지만 소비자가 제품에서 그 이름을 확인할 수 있는 경우는 극히 드물다. 늘 산도조절제라는 편리한 용어 뒤에 꼭꼭 숨기 때문이다. 조미 기능, 발색 기능, 식감 개선 기능, 보존성 향상 기능 등 식품 속에서 이 물질들이 수행하는 역할은 눈부시다.

수십 가지에 달하는 화학물질을 기능이 유사하다고 해서 '단지' 하나에 모아 담은 것은 모순이다. 유해성을 기준으로 각각 나누어 담아야 한다. 물론 가장 바람직한 것은 '단지' 자체를 없애는 일이다. 식품 표시 규정에서 산도조절제라는 용도명을 빼자는 이야기다. 사용한 첨가물 명칭을 일일이 기재하도록 말이다.

현 제도 아래서 소비자가 할 수 있는 일은 한 가지밖에 없다. '산도조절제' 표기가 보이는 식품은 이용하지 않는 것이다. 무슨 벌레가 들어 있는지 모르는 단지에 손을 넣을 수 없는 것처럼, 어떤 물질이 사용됐는지 모르는 식품을 입에 넣을 수는 없는 일 아닌가.

식탁 위의 모순과 몰상식

'MSG 무첨가'의 비밀

요즘 식품 매장에서 감지되는 변화 한 가지. 'MSG 무첨가' 표방 식품이 부쩍 늘고 있다. MSG가 인공조미료를 대표하는 물질이란 것은 국민 상식이다. 정식 명칭으로는 L-글루타민산나트륨이다. 라면·스낵·만두·소스·육수 등 구수한 쇠고기 국물맛이 잘 어울릴 법한 이들 주요 가공식품군의 강력하고 깊은 맛은, 열이면 열 MSG의 작품이라는 데에 이의가 없다.

그런데 난데없이 이 식품들 중 몇몇이 '신종 커밍아웃'을 선언하고 나선 것이다. 이제까지 쌓아온 MSG와의 연을 과감히 청산했으니 예쁘게 봐달라며. 언뜻 신선해 보이는 이 변화를 우리 소비자들은 어떻게 이해해야 할까?

먼저 'O× 문제'를 하나 풀어보자.

① 사용 원료 리스트에 MSG 또는 L-글루타민산나트륨 표기가 없는 제품은 MSG를 안 썼다.
② 'MSG 무첨가' 선언 식품에는 인공조미료가 들어 있지 않다.

답은, 둘 다 '엑스'다. 즉, MSG 표기가 없다고 해서 MSG를 안 썼다고 생각하면 오산이고, MSG 무첨가를 선언했다 해서 인공조미료가 들어가지 않는다고 생각하면 역시 오산이란 이야기다. 이 설명은 하찮은 말장난처럼 들릴지도 모르겠다. 그러나 그 배후에 숨어 있는 비밀을 알면 더 이상 말장난이 아니라는 사실을 깨닫게 될 것이다.

우선 ①번 문답이 가능한 이유는 이렇다. 식품완전표시제가 시행되면서 '복합원재료' 개념이 도입됐다. 복합원재료란 두 가지 이상의 원료를 혼합한 것을 말한다. '△△시즈닝' '××양념' 'ㅇㅇ조미분' 등의 표기가 있다면 복합원재료일 가능성이 크다. 이들 혼합원료에는 강력한 '면책특권'이 주어진다. 그 구성 원료를 일일이 표시하지 않아도 된다는 것이다.❶ 만일 이 혼합물에 MSG도 섞여 있다면? 그렇다. 업체는 굳이 그 사실을 표기하지 않을 것이다. 소비자가 눈먼 장님이 될 수밖에 없는 이유다.

더 재미있는 일은 ②번 문답과 같은 사례에서 발생한다. 'MSG를 사용하지 않았다'고 선언한 제품을 소비자가 만났다고 가정해보자. 보통 제품 전면에 '무첨가 마크'가 크게 디자인돼 있다. 그 소비자의 머릿속에는 '인공조미료=MSG'라는 등식이 이미 입력된 상태다. 그는 해로운 인공조미료를 쓰지 않고 맛을 냈다는 데에 고마워한다. 안심하고 제품을 장바구니에 넣는다. 무엇이 잘못됐을까? 자동차가 좋아보인다고 하여 보닛도 열어보지 않고 덜컥 사버린 꼴이다. 엔진 등 부품은 온갖 불량투성이인데 말이다. 그 식품에는 MSG만 빠져 있을 뿐, 다른 인공조미료가 얼마든지 들어갈 수 있다.

만일 원료 표시란에 '향미증진제'라는 표기가 있으면 이 사실은 더욱 분명해진다. 이 용어는 페르세우스의 요술자루처럼 인공조미료들을 마음대로 주워 담을 수 있다. 그중 대표적인 물질이 '이노신산나트륨'과 '구아닐산나트륨'이다.❷ 핵산계 조미료의 쌍두마차인 이 두 물질은 다른 인공조미료들과 함께 향미증진제라는 용어 속에 꼭꼭 숨는다. 여기에 개별 물질명 표기 의무는 더 이상 없다.

미국에 '포우푸드 *foux food*'라는 말이 있다. 일본에서는 '기와僞和식품'이라고 한다. 우리말로 옮기자면 '사기 식품'쯤으로 보면 될 것이다. 인공조미료를 둘러싼 식품 표시 규정의 허점이, 많은 '포우푸드'를 만들어내고 있다.

식탁 위의 모순과 몰상식

감자튀김의 '부드러운 비수'

2005년 크리스마스이브의 새벽녘, 영국 화이트번의 한 조용한 마을. 잇몸 출혈로 밤새도록 고통을 겪던 한 청년의 심장 고동이 서서히 약해지더니 급기야 멎는다. 호흡도 멎는다. 청년의 이름은 스콧 마틴 Scott Martin. 당시 20살이었다. 어머니와 두 누이가 곁에서 오열하고 있었다. 한창 나이에 웬 청천벽력일까. 사망 원인은 영양실조로 인한 '간경변' 이었다.❶

마틴은 극심한 편식가였다. 그가 20년 동안 먹어온 식품이라고는 오직 감자튀김, 흰빵, 통조림 콩뿐이었다. 가공식품을 대표하는 것들이다. 채소와 과일은 거의 입에 대지 않았다. 의사가 처방해준 영양식품도 맛이 없다고 먹지 않았다. 최후의 순간에도 그의 옆에는 감자튀김이 놓여 있었다.❷

마틴이 가장 좋아했던 감자튀김, 즉 프렌치프라이는 많은 문제를 안고 있는 식품이다. 이 제품의 일반 제조공정을 보면 '블랜칭^{blanching}'이라는 것이 있다.❸ 쉽게 말해 잘게 썬 감자를 뜨거운 물에 데치는 작업이다. 튀기기 전에 감자를 익히려는 목적도 있지만, 갈변을 방지하기 위한 것이 주된 목적이다. 문제는 그 과정에서 감자의 여러 유익한 성분이 유실된다는 것.❹ 감자튀김을 된장국의 감자와 같이 보면 안 된다는 이야기다.

패스트푸드를 대표하는 감자튀김은 비단 영양적인 측면에서만 문제가 되는 것이 아니다. 이 식품에 대해서는 늘 유해물질 논란이 끊이지 않는다. 얼마 전에 국내의 한 환경단체가 감자튀김과 감자칩 제품에 함유된 '아크릴아미드' 문제를 또다시 거론함으로써 우리의 '망각 중추'를 흔들었다. 아크릴아미드 오염 실태가 처음 제기됐을 때보다 오히려 더 늘었다는 것이다. 이 물질은 전분류 식품을 고온에서 가공할 때 생긴다. 프렌치프라이나 포테이토칩이 유독 문제되는 이유는 감자에 그 원인 물질이 많기 때문이다. 아크릴아미드는 발암물질로 의심받는 물질이다.

감자튀김류의 유해성은 또 있다. 기름에 튀긴 식품이 갖는 공통적인 아킬레스건이다. 고지방 식품이라는 굴레 외에 꼭 짚고 넘어가야 할 것이 트랜스지방산 문제다. 대부분의 튀김식품에는 트랜스지방산이 들어 있다. 불포화지방은 고온에서 미세한 화학변화가 일어나는데, 이때 트랜스지방산이 만들어진다.❺

트랜스지방산은 자연계에는 거의 존재하지 않는다. 그래서 전문가들은 이를 인공물질로 정의한다. 이 인공물질은 인체 내에서 대사되지 않는다. 인체 효소가 작용하지 못하기 때문이다. 그렇다면 곧바로 배설이 돼야 할 텐데, 좀처럼 배설도 되지 않는다. 인체에 남아서 여러 고약한 짓을 자행한다. 대표적인 문제가 혈관 건강을 악화한다는 사실이다. 최근 크게 늘고 있는 심장병이나 뇌질환 뒤에 트랜스지방산이 있다는 것은 이미 알려진 바다. 그 밖에 만성피로, 면역력 저하, 정신질환 등에도 상당 부분 이 물질이 개입한다.

아크릴아미드건 트랜스지방산이건, 이 물질들이 구설수에 오르기 시작한 것은 어제오늘의 일이 아니다. 하지만 우리 주변에서는 이 유해물질로 오염된 식품들이 좀처럼 사라지지 않는다. 여전히 소비자들이 이용해주는 탓이다. 이런 잘못된 식품 소비 풍토가 지속되는 한, '제2의 스콧 마틴'이 나오지 말라는 법이 없다. 유해물질보다 더 무서운 것은 어쩌면 이와 같은 소비자의 안일한 사고가 아닐까.

식탁 위의 모순과 **몰상식**

'트랜스지방 0g', 안전표시 아니에요

　식품 유해물질 가운데 가장 해로운 것이 있다면 무엇일까? 몰상식하다고 손가락질 받을 질문인지 모르겠다. 정답이 수십 가지는 될 것이고 전문가에 따라 답이 다를 테니 말이다. 그러나 범위를 좁혀 지방 연구가에게 묻는다면 대답이 한 가지로 모아질 가능성이 크다. 저 악명 높은 '트랜스지방산'이 있으니까.

　트랜스지방산이 겁나는 가장 큰 이유는 그 유해성이 은근하고 집요하다는 데에 있다. 처음에는 먹어도 도무지 표시가 나지 않는다. 그래서 마음 놓고 먹게 된다. 하지만 먼 훗날 이 고약한 물질은 반드시 어떤 나쁜 결과물을 내놓는다. 심장병, 뇌졸중, 당뇨병, 암 따위의 치명적인 질병이 그것이다. 이 물질에 '침묵의 살인자'라는 별명이 붙은 것도 그런 까닭이다. 다행스럽게도 요즘 소비자들은 즐겨먹는 식품에 들어 있는 트랜스지방산 함량을 알 수 있다. 2007년 12월부터 주요 가공식품에 그 양을 직접 표기하기로 했기 때문이다. 한 달 뒤인 2008년 1월부터는 유제품들도 이 대열에 참여했다.

그럼 그 표기된 양은 보통 어느 정도 수준일까. 굳이 살펴볼 필요도 없을 듯하다. 십중팔구는 '트랜스지방 0g'이라는 푯말을 들고 있으니 말이다. 마치 "트랜스지방 걱정일랑 꼭 붙들어 매세요"라고 속삭이는 듯.

그런데 트랜스지방산 함량 표시 규정을 보면 이런 대목이 있다. "1회 섭취량 당 트랜스지방 0.2그램 미만인 경우는 '0그램'이라고 표시할 수 있다"는 것.❶ 이건 또 무슨 말인가. '0그램'이라고 해서 트랜스지방이 전혀 없다는 뜻이 아니질 않은가. 그렇다. 0그램이란 0.15그램일 수도, 0.19그램일 수도 있다는 이야기다.

게다가 '1회 섭취량'이라는 단서도 고약하다. 가공식품의 경우 한 포장에 1회 섭취량만 들어 있는 것이 아니기 때문이다. 많게는 수십 회 섭취량까지 들어 있을 수 있다. 이런 식품 한 봉지를 먹으면 적지 않은 양의 트랜스지방을 섭취하는 것이다. 물론 '트랜스지방 0그램'이라는 깃발이 펄럭이고 있지만 말이다.

트랜스지방산은 유지를 정제하거나 경화하는 과정에서 생긴다. 특히 경화 과정이 문제다. 트랜스지방 하면 쇼트닝이나 마가린 같은 인공경화유가 가장 먼저 끌려나와 종아리를 맞는 것이 그런 이유다.

그런데 요즘 이 경화유 시장에 변화의 바람이 불고 있다. 트랜스지방산이 거의 없는, 있더라도 조금밖에 없는 '신종 경화유'가 선을 보이고 있는 것이다. 아무리 인공경화유라 하더라도 이런 유지를 사용하면 트랜스지방 '완전 제로' 달성이 가능할 터. 그렇다면 이런 식품은 마음 놓고 먹어도 될까.

결론부터 말해보자. '아니오'다. 미국 브랜다이스대학 헤이즈$^{K.C.}_{Hayes}$ 교수는 그 이유를 이렇게 설명하고 있다. "트랜스지방산을 줄인 경화유는 주로 '에스테르교환반응'으로 만듭니다. 기존의 '수소첨가반응'과는 다른 방법이죠. 이렇게 만든 신종 경화유는 분자구조가 다릅니다. 미세하게 휘거나 틀어지거나 끊어져 있어요. 그래서 인체 내에서 정상적으로 대사가 되지 않습니다. 트랜스지방산이 없다 하더라도 이런 유지는 먹지 않는 게 좋아요. 기존의 경화유보다 오히려 더 해로울 수 있거든요. 당 성분의 대사까지 교란시킨다는 사실이 확인됐습니다."❷ 이 주장은 다른 지방 전문가들도 동의하는 내용이다.

가공식품에서 트랜스지방산을 줄인 것은 큰 성과다. 그러나 샴페인을 터뜨릴 일이 아니다. '제2의 트랜스지방산'이 꿈틀대고 있다. 얄팍한 수법으로 트랜스지방산 양만 줄인 신종 경화유가 그 중심에 있다. 그 녀석의 반건강적인 행태는 결국 들통이 나겠지만, 그때까지 또 다른 수많은 피해자를 만들 것이다. 트랜스지방산처럼 말이다.

가장 좋은 것은 '인위적으로 만든 경화유는 먹지 않는 것'이다. 정제가공유지, 쇼트닝, 마가린, ○○경화유 등의 표기가 보이는 식품은 장바구니에서 과감히 빼내자. 이런 나쁜 기름 말고도 얼마든지 안전하게 먹을 수 있는 굳은 기름이 있다. 자연이 만든 천연버터가 그것이다.

식탁 위의 모순과 몰상식

버터를 안 드신다고요?

스펀지케이크의 생명은 '촉촉함'과 '부드러움'에 있다. 입에 닿는 순간 입술과 치아 끝에서 느껴지는 평화로운 감촉. 뒤이어 입 안 가득히 밀려드는 달콤한 맛. 부드러움과 달콤함의 마리아주^{mariage}! 남녀노소를 가리지 않고 탐닉하는 식품의 관능적 품질 요소다.

이 스펀지케이크가 자랑하는 촉촉함과 부드러움의 정체는 무엇인가. 유감스럽게도 그것은 '평화'와는 어울리지 않는, 고약한 원료가 만들어낸다. 쇼트닝 또는 마가린이 그 주인공. 이름하여 인공경화유다. 경화유, 즉 고체유지가 밀가루의 글루텐이라는 단백질층으로 스며들면 오븐에서 구워질 때 작은 '기공$^{air\ cell}$'들이 만들어진다. 이것이 '소프트 비스킷' 특유의 스펀지 조직이다.

과자에 스펀지 조직이 만들어지면 수분이 많지 않더라도 부드럽고 촉촉한 느낌이 든다. 파이, 카스텔라, 슈, 페이스트리, 시폰, 쿠키 등이 한결같이 부드럽고 촉촉한 식감을 자아내는 비결이 여기에 있다. 이 과자들에는 쇼트닝이나 마가린이 약방의 감초처럼 사용된다.

문제는 그 경화유가 '나쁜 지방'의 대명사라는 사실. 정제·경화 과정에서 트랜스지방산이 만들어지는 것을 피할 수 없다. 설령 트랜스지방산이 없다 하더라도 화학적인 방법으로 생산된 경화유는 되도록 피하는 것이 좋다. 지방산의 분자 구조가 변형돼 있기 때문이다.❶ 이런 인공유지는 체내에서 반드시 나쁜 짓을 하게 되어 있다.

그렇다면 과자에 고체유지는 쓰지 말라는 말인가. 부드러움의 원천인 스펀지 조직을 포기하라는 이야기인가. 그럴 리 없다. 자연의 섭리는 모든 대안을 가지고 있다. 여기서는 '버터'가 해결사다. 버터는 인공경화유가 아니다. 자연의 유지다. 사실 마가린은 버터의 '짝퉁'이 아니던가. 그러고 보면 새삼스러운 제안이 아니다.

혹 의문이 있을 수 있다. 버터는 동물성 지방이고 '고콜레스테롤 식품'이라고 하는데, 과자에 함부로 써도 되는 것일까? 이 의문은 미국의 10대 영양학자 가운데 한 사람으로 꼽히는 안 기틀맨*Ann L. Gittleman* 박사가 해소해주고 있다.

"미국의 제유製油업계는 두 가지 큰 죄를 졌습니다. 트랜스지방 소비를 부추긴 것이 그 하나요, 버터를 매도한 것이 다른 하나입니다. 버터는 알려진 것처럼 그렇게 나쁜 식품이 아니에요. 오히려 심혈관 질환을 막아주는 유익한 물질들이 들어 있답니다. 콜레스테롤이 염려된다고요? 음식은 혈중 콜레스테롤에 그다지 영향을 미치지 않습니다. 음식에서 유래하는 콜레스테롤은 전체의 25퍼센트밖에 안 되니까요."❷

아울러 트랜스지방 연구의 최고 권위자인 미국의 메리 에닉$^{Mary\ G.\ Enig}$ 박사는 이렇게 말한다. "저는 1970년대 중반부터 식물성 경화유는 일절 먹지 않고 있습니다. 대신 버터를 먹지요. 버터에는 포화지방산이 많은 게 사실이지만 유익한 지방산들이라 괜찮아요."❸

얼마 전, 30대의 젊은 가수 한 사람이 숨졌다. 사인이 심근경색이란다. 심혈관 질환이 나이를 가리지 않게 된 것은 이미 오래전부터다. 남용되는 인공경화유가 그 원인의 하나임은 부정할 수 없을 터다. 자연이 만든 굳은 기름, 버터의 가치를 재정립하는 일이 더욱 시급해지고 있다. 물론 그 버터가 천연버터여야 함은 말할 나위가 없다.

버터의 영양적 가치

버터에는 비타민A, 비타민E, 셀레늄, 레시틴 등 유익한 성분이 많다. 이들 비타민과 미네랄은 항산화제 구실을 한다. 레시틴은 나쁜 콜레스테롤을 분해한다. 버터의 특이점은 독특한 지방산 조성에 있다. 포화지방산이 약 60퍼센트로 높은 편이지만, 해롭지 않다는 것이 정설이다. 여기서 눈여겨볼 것이 '라우르산'이다. 이것은 포화지방산임에도 면역력 강화, 다이어트, 항균·항염 등의 효능이 있다.❹ 또 노화 방지 지방산으로 알려진 '올레인산'이 약 30퍼센트, 필수지방산인 '리놀산'이 약 3퍼센트 들어 있다는 점도 버터의 매력이다.

식탁 위의 모순과 몰상식

트랜스지방산이 '집행유예' 라니요

어떤 죄인이 있다고 치자. 죄질이 고약해 법조인들이 사형시켜야 한다고 이구동성으로 주장했다. 그런데 단죄해야 할 대법원에서는 무슨 연유에서인지 머뭇거리다 집행유예를 선고해버렸다. 문제는 하급기관에서 생겼다. 한 지방법원이 노골적으로 반기를 든 것. 똑같은 범죄가 그 지역에서도 발생했는데, 그곳에서는 죄인에게 사형을 선고했다.

이런 일이 현실적으로 일어날 수 있을까. 물론 말도 안 되는 이야기다. 그런데 어떤 나라에서 버젓이 일어났다. 법조계가 아닌, 식품업계라는 점만이 다를 뿐이다. 트랜스지방 문제를 놓고 미국 연방정부와 뉴욕시가 취한 조처가 그것이다. 연방정부의 식품의약국^{FDA}이 대법원이라면 뉴욕시의 보건과는 지방법원이다. 죄인은 트랜스지방. FDA는 가공식품에 트랜스지방산의 함량표기만 하도록 결정했지만, 뉴욕

시는 요식업소의 음식에서 아예 퇴출시키기로 결정한 것을 두고 하는 말이다.❶

이 사건은 생각해보면 사뭇 웃기는 이야기다. 그런데 이상하게도 아무도 웃지 않는다. 트랜스지방이 어느덧 인간의 '웃음중추'까지 유린하고 있다는 뜻인가?

여기서 트랜스지방의 유해성에 대해 논하는 것은 적절치 않다. 그 악명은 초등학생도 들었을 법한 초보적인 식품 상식에 해당할 테니 말이다. 다만 한 가지, 짚어볼 것은 뉴욕시가 하극상 비슷한 몰골사나운 행동까지 하며 분연히 일어선 이유다. 왜 뉴욕시는 상급기관인 FDA보다 훨씬 엄하게 트랜스지방을 단죄하기로 한 것인가?

트랜스지방에 대한 국내 언론보도를 보면 늘 등장하는 용어가 하나 있다. 바로 '일일섭취허용량'이다. 트랜스지방의 경우 2.2그램이라고 한다. 세계보건기구^{WHO}가 제시한 수치다. 이 사실은 마치 '하루 2.2그램 이하만 먹으면 안전하다'는 이야기처럼 들린다. 그래서 그런지 조금씩만 먹으면 해롭지 않다고 생각하는 사람이 적지 않다. 과연 그럴까?

"트랜스지방에는 안전 섭취량이라는 개념이 없습니다. 먹으면 먹은 만큼 해롭습니다." 미국국립의학연구소^{IOM}의 공식 의견이다.❷ 되도록 먹지 않는 것이 상책이라는 이야기다. 왜 IOM은 일일섭취허용량 개념을 부정하며 트랜스지방에 대한 경각심을 부추기는 것일까?

음식물 문제는 정확한 상식을 필요로 한다. 트랜스지방의 경우 특히 그렇다. 인체 내에서 트랜스지방의 '반감기'는 평균 51일로 알려져 있다.❸ 반감기란 어떤 물질이 절반으로 줄어드는 데까지 걸리는 시간이다. 오늘 만일 트랜스지방을 2그램 먹었다면 51일이 지나야 1그램으로 줄어든다. 그것이 0.5그램으로 줄어드는 데까지는 100일이 넘게 필요하다. 문제는 내일도 먹고 모레도 먹는다는 사실. 아무리 적은 양이라도 매일 먹게 되면 몸 안의 잔존량은 계속 늘어날 수밖에 없다. IOM의 전문가들이 고민하는 점이 바로 그것이고, 뉴욕시가 상급기관인 FDA보다 강력한 조처를 취하게 된 배경이다.

   뉴욕시의 과감한 결정은 우리나라에도 많은 시사점을 던진다. 일반 가공식품에는 우리나라도 미국처럼 트랜스지방산의 함량을 표기하도록 하고 있다. 그러나 요식업소의 식품에는 아직 아무런 규정이 적용되지 않고 있는 실정이다. 트랜스지방 하면 가장 먼저 종아리를 걷어올려야 할 패스트푸드, 베이커리 제품, 중화요리점의 음식들은 여전히 사각지대에 놓여 있다. 미국에 비하면 트랜스지방 정책이 절반만 가동되고 있는 셈이다. '한국판 뉴욕시'가 나오기를 기대해본다.

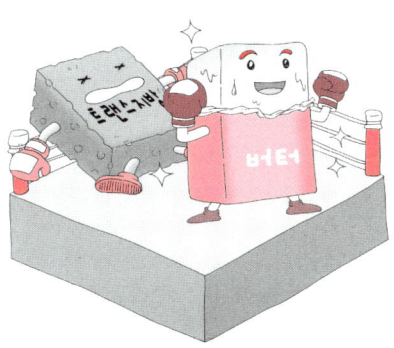

식탁 위의 모순과 몰상식

'경고물질 1호', 보존료

"경고, 어떤 음료는 당신의 건강에 치명타를 가할 수 있다."

여름이 유독 더울 거라던 지난 2007년 초여름, 영국 일간지 〈인디펜던트 Independent〉에 실린 한 기사 제목이다.❶ 기사가 지목하는 것은 다소 생소한 물질이었다. 다름 아닌 '안식향산나트륨'. 물론 첨가물이다.

기사가 문제 삼는 것은 안식향산나트륨의 세포 내 행태였다. '세포 발전소'로 불리는 미토콘드리아의 DNA를 손상시킨다는 것이 요지였다. DNA가 손상되면 발생할 수 있는 일을 예상하기란 어렵지 않다. 세포가 자기복제하는 과정에서 엉뚱한 일이 벌어지곤 한다. 이 결과를 발표한 영국의 셰필드대학 연구팀도 DNA 손상이 각종 신경성 질환이나 퇴행성 질환의 원인이 된다고 경고하고 있었다.❷

그러나 전 세계 언론들이 앵무새처럼 보도한 이 연구 결과는 사실 새로운 발견은 아니다. 안식향산나트륨이 어떤 물질인가. 소르빈산칼륨과 쌍벽을 이루는 식품 보존료다. 보존료란 말 그대로 미생물의 생육을 억제해 식품 보존성을 좋게 해주는 물질. 전문가들은 두 가지 가설로서 그 기전을 설명한다. 하나는 미생물의 DNA를 공격해 사멸시키거나 번식을 억제한다는 것이고, 다른 하나는 산소 접근을 차단해 미생물의 생명활동을 막는다는 것이다. 후자의 이론은 산화방지제 기능을 설명할 때 일부 겹치는 부분이 있다.

문제는 이런 고약한 짓을 하는 보존료가 인체에 들어왔을 때다. 그 물질과 접촉해 있는 세포는 쉽게 말해 전기고문보다 더 심한 고통을 당한다고 보면 된다. 최악의 상황이 돌연변이를 일으켜 암세포화하는 것. 행여 그런 해로운 물질이 음식에 혼입될세라 주의를 기울이고 또 기울여야 하는 것이 상식이다. 그러나 현실은, 주의는커녕 오히려 손으로 넣고 있지 않는가.

보존료의 발상지는 원래 미국이다. 식품시장이 격변기를 맞게 되는 19세기 후반께로 거슬러 올라간다. 운송 인프라의 발달로 먼 거리 시장에서 식품 수요가 폭발적으로 늘자 식품업자들은 제품의 변질 방지에 혈안이 된다. 그들은 포르말린과 같은 유독성 물질이 탁월한 방부력을 가지고 있음을 알고 있었다. 첨가물 전문가인 미국의 벤 파인골드$^{Ben\ F.\ Feingold}$ 박사는 저서에서 당시 상황을 이렇게 술회하고 있다.

"실제로 포르말린을 식품에 넣었어요. 사체의 부패를 막는 데 쓰는 물질이었죠. 또 세제의 원료인 보락스도 사용하곤 했습니다. 물론 문제가 많았지요. 치명상을 입거나 사망하는 사람도 있었으니까요. 그러나 이런 일들이 식품업자들의 용감한 행동을 막지는 못했습니다."❸

당시 미국에서는 보존료의 유해성보다 변질된 식품으로 인한 식중독의 위험성이 더 심각했을지 모른다. 하지만 지금은 크게 변해 있다. '식품 안전'을 보는 시각도 시대와 환경의 변화에 따라 바뀌어야 한다. 프로가 만든 간장에는 곰팡이가 생기지 않는 법. 가장 좋은 방법은 기술로 보존성을 향상시키는 것이다. 이 일이 쉽지 않으면 비용을 들이는 방법이 있다. 새로운 포장법의 개발, 콜드체인의 확충 등이 또 다른 방안이다.

안식향산나트륨이나 소르빈산칼륨 외에도 프로피온산·에리소르빈산류, 아질산나트륨, 이디티에이아이나트륨, 데히드로초산, 부틸히드록시아니솔 등이 경계 대상 보존료. 작은 관심이 내 몸의 DNA를 지킨다.

드링크류, 마시기 전에 잠깐!

안식향산나트륨은 '액상 식품'에서 탁월한 방부력을 나타낸다. 그래서 주로 음료제품에 많이 사용되는데, 우리나라에서 가장 문제가 되는 제품군이 제약회사에서 생산하는 드링크류. 건강을 위해서 마시는 음료가 오히려 건강을 해칠 수 있다는 이야기다. 역시 표기사항을 잘 볼 일이다. 안식향산나트륨이 첨가된 제품은 선택하지 말자.

식탁 위의 모순과 몰상식

최고급 청량음료는 생수

어느 여름 한복판. 찜통더위가 몸속의 수분을 깡그리 말려버릴 태세다. 무조건 수분을 보충하라는 대뇌의 명령이 빗발친다. TV를 켜도 유독 음료 광고만 눈에 들어온다. 습관적으로 냉장고를 연다. 청량음료를 딴다. 혹 그곳에 음료가 없어도 걱정 없다. 몇 발자국만 나가면 자판기 또는 음료 매대를 만날 수 있으니까. 여름, 음료 시장이 폭발하는 계절이다.

한번 가정해보자. 청량음료 광고를 금하면 어떻게 될까. 아무리 여름이라도 청량음료 판매가 곤두박질칠 것이다. 우리가 갈증을 느낀다함은 물을 마시고 싶다는 뜻의 심리적 표출이 아닌가. 그것이 반드시 청량음료일 필요는 없다. 그러나 광고를 보는 순간 그 욕구는 청량음료에 대한 갈망으로 돌변한다. 미국의 경제학자 존 갈브레이스*John K.*

Galbraith는 이 현상을 경제이론으로 정리했다. 이른바 '갈브레이스의 의존효과'다.

의존효과란 쉽게 말해 '광고가 수요를 만든다'는 이론이다. 물론 음료에만 해당되는 이야기는 아니다. 충동구매 성향이 강한 제품일수록 이 이론이 잘 적용된다. 청량음료는 대표적인 충동구매 제품. 우리 주변에서 의존효과 덕을 보는 음료를 찾는 일은 어렵지 않다. 몇 해 전에 혜성처럼 떠올랐던 과실 계통의 한 음료가 좋은 예다. '미녀 뺨치는' 유명 남자배우를 광고 모델로 내세운 그 음료는, 출시 한 달여 만에 매출 100억 원을 돌파하는 기염을 토했다. 물론 곧 주저앉았지만.

식품의 영양학적 가치와 그다지 관계없는 의존효과가 음료 장르에서 가장 잘 구현된다는 것은 슬픈 일이다. 미국 분자교정의학회장 마이클 레서$^{Michael\ Lesser}$ 박사는 "아이들이 TV를 통해 시청하는 정크푸드 광고가 폭력 영화보다 더 해롭다"고 갈파했다.❶ 맹목적인 의존효과에 대한 경고다. 또 미국공익과학센터^{SPI}의 마이클 제이콥슨$^{Michael\ Jacobson}$박사는 "자녀의 건강을 생각한다면 어릴 때부터 생수 마시는 습관을 길러주라"고 충고한다.❷ 청량음료가 비만의 원인임은 물론이고, 과잉행동증과도 연관이 있다는 것이다. 국내 음료시장 규모 연간 3조 4천억 원. 우리는 이 '거대한 계록'에 대해 얼마나 잘 알고 있을까.

음료의 주요 원료를 보자. 백설탕, 액상과당, 향료, 색소, 유화제, 보존료, 탄산가스 등. 대별하여 정제당과 식품첨가물이다. 건강 전문가들의 사전에 하나같이 블랙리스트로 올라가 있는 이 물질들은 물에 녹아 있을 때 더욱 표독해진다. 체내에서 빠른 속도로 흡수되기 때문이다.

 간혹 정제당 표기가 없는 음료도 눈에 띈다. 당 성분 기피 고객을 위한 업체의 '특별 배려' 제품이다. 고마워해야 할까? 유감스럽게도 그곳에는 또 다른 혐오물질이 들어앉아 있다. 다름 아닌 인공감미료다. 신경과학자들은 아스파탐 따위의 인공감미료를 '흥분독소^{excitotoxin}'라 부른다.❸ 뇌기능을 저해하고 신경계를 교란시킨다는 뜻이다.

 한때 전 세계 음료업계의 이목이 인도에 쏠린 적이 있었다. 인도산 콜라에서 고농도의 농약 잔여물이 검출됐다고 해서다. 인도 대법원은 콜라의 모든 성분을 공개하라고 으름장을 놓았다. 콜라 업체로서는 제품 기밀을 공개하든가 인도 시장에서 철수하든가 양자택일을 해야 할 입장이었다. 갈브레이스의 의존효과는 이런 위기에서도 힘이 되어주는 모양이다. 그 뒤 잠잠해진 것을 보니 말이다. 언론의 단순한 흥밋거리로만 보고 넘기기에는 청량음료의 그림자가 너무 짙다.

 '자녀에게 생수 마시는 습관을 길러줘라.' 식생활 지도서의 맨 첫 장에 나옴직한 충고다. 음료시장이 폭발하는 여름철이면 그 의미가 더욱 가까이 피부에 와 닿는다. 물론 자녀 교육을 위한 충고만은 아닐 것이다. 어른이 먼저 실천하는 일이 훨씬 중요하다.

식탁 위의 모순과 몰상식

투명한 소주의
불투명한 첨가물

술은 식품일까 아닐까. 마시는 술 말이다.

당연히 식품으로 봐야 한다고? 그렇다면 꽤나 특혜를 받고 있는 식품임이 틀림없다. 요즘 일반 가공식품들은 소비자 앞에서 거의 발가벗겨진 상태라고 할 수 있다. 원료는 물론이고 첨가물까지 대부분 신고하도록 되어 있으니. 그러나 술, 술만은 예외다. 아직도 철저히 베일에 가려져 있다. 소주도 좋고 맥주도 좋다. 이들 식품의 신상에 대해 들어본 적이 있는가?

술이 이처럼 특별대우를 받는 이유는 주류 표시규정에 고약한 대목이 들어 있기 때문이다. "표시해야 할 첨가물은 식품위생법에서 명칭과 용도를 (동시에) 표기해야 하는 물질로 한다"는 구절이 그것.❶ 아니, 그 의미는 고사하고 먼저, 첨가물이라니! 술에도 첨가물이 들어간단 말인가? 의아심을 갖는 사람이 있을지 모르겠다. 그렇다. 술도 가공식품의 한 아류인 만큼 당연히 식품첨가물이 사용된다. 아뿔싸!

일단 이 규정이 의미하는 바를 살펴보자. 언뜻 일반 가공식품의 표시규정과 비슷한 듯 보인다. 그러나 세심히 살펴보면 큰 차이가 있음을 알 수 있다. 식품위생법에서 명칭과 용도를 동시에 표기해야 하는 물질은 극히 제한된 몇 가지 첨가물에 불과하다. 합성보존료, 합성색소, 합성감미료 등 유독 질책을 많이 받는 몇몇 물질뿐이다. ❷ 결국 일반 원료는 물론이고 거의 대부분의 첨가물을 술에서는 굳이 표시할 필요가 없다는 이야기다. 엄청난 특혜가 아닐 수 없다.

이 문제는 많은 병폐를 낳고 있다. 한국 술의 대표 선수, 소주를 보자. 소주를 좋아하시는가. 왜인가. 십중팔구는 소주의 달콤한 맛을 좋아하는 것일 터다. 그 달콤한 맛은 무엇이 만드는가? '과당'이라고 대답했다면 관심이 많은 분이다. 그러나 유감스럽게도 그 대답은 틀렸다. 과당이 만드는 소주의 단맛은 극히 일부에 지나지 않는다.

소주를 좋아하신다면 반드시 알아둬야 할 첨가물이 있다. '스테비오사이드'라는 감미료다. 이 물질을 모르는 한, 소주에 대한 사랑은 '반쪽사랑'일 수밖에 없다. 소주에서 단맛을 만드는 최대 수훈자이기 때문이다. 설탕에 비해 약 300배나 강한, 강력한 감미도를 자랑하는 이 감미료는 다행히 합성물질은 아니다. 스테비아라는 식물의 잎에서 추출해 만든다. 그래서 식품위생법에서는 이 물질을 천연 첨가물로 분류하고 있다. 물질명과 용도를 동시에 표기하도록 요구하지도 않는다. 소주에서는 표시할 의무가 없다는 뜻이다.

여기서 스테비오사이드의 안전성에 대해 언급하는 것은 적절치 않다. 30여 년 전에 개발된 이후 유해하다는 이론과 무해하다는 이론이 줄곧 평행선을 달리고 있어서다. "체내에서 분해되어 해로운 물질로 바뀐다"는 주장이 나올라치면, 곧이어 "대사되지 않고 체외로 안전하게 배출된다"는 주장이 따라 나온다. 이 물질이 들어 있는 식품을 먹을 것인지 말 것인지의 판단은 소비자 각자의 몫인 셈이다.

문제는 소비자가 판단할 수 있는 조건이 마련돼 있지 않다는 것. 소주에 스테비오사이드가 사용되는지조차 알지 못하는데 어떻게 판단할 수 있는가. 그것은 주세법 표시규정의 한 구절 때문이다. 그 한 구절 탓에 소비자들은 귀중한 알 권리를 훼손당하고 있다. 아니, 우롱당하는 일도 있다.

예를 들어보자. "100퍼센트 핀란드산 순수 결정과당 사용." 어디서 많이 들어본 문구일 것이다. 국내 최대 소주회사의 광고 카피다. 이 광고를 보는 순간 소비자의 머릿속에는 '소주의 단맛=과당' 이라는 등식이 자리잡는다. 그곳에 낯선 감미료가 들어설 틈은 없다.

이제라도 주세법 표시규정을 개정해야 한다. 소주도 '식품완전표시제' 에 적극 동참해야 한다. 현재 소주에 사용되는 첨가물은 스테비오사이드 같은 감미료만 있는 것이 아니다. 또 술 가운데 이런 베일을 두르고 있는 것은 소주만도 아니다.

소주를 좋아한다면, 그런데 첨가물 때문에 꺼려진다면 '증류식 소주'에 관심을 갖는 것은 어떨까? 일반 소주는 '희석식 소주'라 한다. 희석식 소주에는 첨가물을 넣지만 증류식 소주에는 보통 첨가물을 넣지 않는다. 값은 증류식 소주가 당연히 비싸다. 구입하는 데도 불편함이 따른다. 하지만 그 정도 비용과 불편은 충분히 치를 만하다. 정갈한 전통 소주의 민얼굴을 대하는 프리미엄이라고 보면 되니까.

희석식 소주와 증류식 소주의 차이

소주는 '증류기'라는 설비에서 만든다. 증류기에는 연속식증류기와 단식증류기가 있다. 연속식증류기에서 만든 것이 주정이다. 알코올 도수가 약 95퍼센트로 대단히 높다. 이 주정을 물로 희석한 것이 희석식 소주다. 자연의 향이 전혀 없어 첨가물을 넣는다. 증류식 소주는 단식증류기로 만든다. 알코올 도수가 45퍼센트 정도다. 이것을 그대로 마시기도 하고, 물을 섞어 마시기도 한다. 발효 시간이 길고 자연의 향이 살아 있다. 보통 첨가물을 사용하지 않는다. 일본의 술 연구가인 스미 히로유키須見洋行 교수가 "증류식 소주에는 혈전을 예방하는 성분이 들어 있다"고 발표한 것이 주목을 끈다.❸

식탁 위의 모순과 몰상식

유기농이 노하다

'유기농이 오히려 더 위험하다?' 한 번역서의 띠지에 박힌 선정적인 글귀다.❶ 광고 카피로도 여러 번 활용됐다. 이 책을 소개하는 한 논객은 '유기농 식품에게 배신당했다'고 썼다.❷ 많은 사람들이 혼란을 겪었을 터다. 아니, 유기농이 더 위험하다니!

하지만 이 책을 자세히 읽어본 이라면 쉽게 간파했을 것이다. 카피 문구가 좀 과장됐다는 사실을 말이다. '유기농도 위험할 수 있다'라는 표현 정도가 타당하지 않았을까. 사실 화학자인 저자도 기본적으로는 인공물질에 거부감을 느끼고 있음을 알 수 있다. 단백질 이야기부터 시작하고 있는데, "천연의 단백질과 인공의 단백질은 분자구조가 전혀 다르다. 인체는 오직 천연의 단백질만 이용할 수 있다"고 쓰고 있으니까.❸

또 저자의 주장 가운데 이런 대목도 있다. "인공물질인 사카린은 설탕에 비해 수백 배나 더 달다. 단맛을 좋아하는 꿀벌이 당연히 좋아할 것으로 보인다. 그러나 꿀벌은 사카린 근처에는 얼씬도 하지 않는다. 그래서 나도 사카린은 먹지 않는다."❹ 이 내용은 원서에 나오는 설명이다. 하지만 이상하게도 번역서에는 나오지 않는다. 고의일까, 실수일까?

번역서 한 권에 딴죽을 걸자는 이야기는 아니다. 중요한 것은 이 책의 카피가 떠들 듯 유기농이 오히려 더 위험하다고 주장하는 사람들이 실제로 있다는 사실이다. 이른바 전문가라는 학자들의 입에서도 그런 이야기가 더러 나온다. 그들의 주장은 '식품첨가물 불가피론'과 멋지게 공명하여 우리를 혼란에 빠뜨리곤 한다.

"농약을 무조건 터부시하지 말라. 순기능도 있다. 식물에서 만들어질 수 있는 천연의 독성 물질을 줄여준다"라든가 "가공식품에 사용하는 보존료가 해롭다고? 정작 위험한 것은 보존료를 쓰지 않았을 때 생길 수 있는 식중독균이다"라는 주장 등이 그것이다.

그럴듯하다. 일리 있는 이야기라고 치자. 그렇다면 그들에게 단도직입적으로 묻고 싶다. 사과가 있는데, 한쪽은 농약을 친 것이고 다른 한쪽은 농약을 치지 않은 것이다. 어느 쪽을 선택할 것인가? 소시지가 있다. 한쪽은 합성보존료를 사용한 것이고 다른 한쪽은 사용하지 않은 것이다. 어느 쪽을 먹을 것인가? 그들의 주장대로라면 주말농장의 상추밭에도 메탐소듐을 뿌려야 하고, 가정의 부엌에도 아질산나트륨을 비치해 고기를 재울 때마다 넣어야 한다. 만일 그렇지 않다면 그들은 이중적인 사고를 하는 사람들이다.

가공식품에서 식중독균과 보존료의 유해성을 비교하는 것은 적절치 않다. 식중독균은 급성 독성을 나타내지만 보존료는 만성 독성을 나타내기 때문이다. 식중독에 의해 사망한 사례는 있는데 보존료로 인해 사망한 사례는 없다고? 어떻게 그렇게 말할 수 있는가. 보존료의 유해성은 인과관계를 밝히기가 어렵다는 점을 주목해야 한다. 실제로는 훨씬 더 많은 사람이 보존료에 의해 희생되고 있을지도 모른다. 미국의 암 연구가인 윌리엄 리진스키 William Lijinsky 박사가 "육가공품에 보존료로 사용하는 아질산나트륨이 미국인 암 사망의 가장 큰 원인"이라고 말한 점을 주목할 필요가 있다.❺ 이 내용은 농약에도 마찬가지로 적용할 수 있다. 같은 가문의 유해 화학물질이기 때문이다.

"어차피 유기농으로는 지구촌을 다 먹여 살릴 수 없잖아!" 그들이 목에 가장 힘을 주고 설파하는 논리다. 이 주장 앞에서는 모든 사람이 평등해진다. 막연한 불안 때문에 앉아서 굶을 수는 없는 노릇이니까. 그러나 이 촌철살인의 논리도 요즘엔 자못 도전을 받고 있다. 미국 미시간대학 이베테 퍼펙토 Ivette Perfecto 교수의 설명을 들어보자.

"유기농 재배 방식은 기존 농사법에 비해 소출이 적다는 것이 일반적인 인식입니다. 그러나 우리 연구팀의 조사 결과 전혀 그렇지 않다는 사실이 밝혀졌습니다. 유기농 재배를 제대로만 하면 얼마든지 소출을 늘릴 수 있습니다. 선진국에서는 기존 농사법과 비슷한 수준, 후

진국에선 2~3배까지도 가능합니다. 유기농으로도 얼마든지 지구촌을 먹여 살릴 수 있습니다."❻

영국의 천재 우주물리학자 스티븐 호킹 박사는 최근 "앞으로 200년만 버티면 인류 미래는 안전할 것"이라고 했다. 이 말에는 '200년 안에 인류에게 큰 재앙이 닥칠 수 있다'는 의미도 들어 있다. 유기농이 오히려 더 위험하다는 궤변이 그 재앙의 원인이 아니기를 바랄 뿐이다.

축산도 유기농 바람

축산에도 유기농이 있다. 흔히 '유기 축산'이라고 한다. 유기농 농산물을 사료로 써야 하고 항생제 등을 일절 사용할 수 없다. 사육 조건도 정해진 기준을 충족해야 한다. 선진국에서는 의욕적으로 시도되고 있지만 우리나라는 아직 걸음마 단계다. 유기 축산보다 좀 느슨한 방식이 '무항생제 축산'이다. 사료에 일반 농산물 사용을 허용하되, 항생제는 금한다. 두 방법 모두 동물 친화적 사육 방식이다. 한국유기농업학회 회장인 유덕기 동국대 교수는 동물복지 차원에서 이런 사육 방식의 의미를 높이 평가한다. 동물 복지가 충분히 고려된 사육 방식은 양질의 축산물을 제공할뿐더러 생산량도 더 많다는 것이 그의 견해다.

- 초콜릿과 '짝퉁 코코아버터'
- 초콜릿이라고 다 초콜릿인가
- 콩과 헥산의 부적절한 만남
- '소시지 사장님'의 변명
- 'GMO 전분당' 시대

05_ 싼 게 비지떡

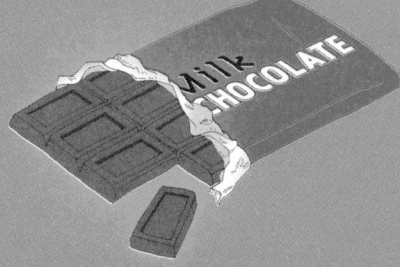

싼 게 비지떡

초콜릿과 '짝퉁 코코아버터'

이 열매의 기름은 참 신기하다. 평소에는 돌같이 딱딱하지만 입에 들어가는 순간 크림처럼 스르르 녹아버린다. 서양 사람들이 이 기름에 설탕을 넣고 굳혀봤다. 달콤한 맛이 입에서 부드럽게 녹아내리는 것이 간식거리로 일품이었다. 그들은 이것을 '초콜릿'이라고 부르기로 했다. 열매는 '코코아빈'이고, 기름은 '코코아버터'다.

코코아버터가 입에서 순식간에 녹는 이유는 지방의 물리적 성질이 특이해서다. 공식 융점이 34.1℃다.❶ 상온에서 고체지만 인체의 체온 근처에서 모두 녹는다. 이런 특성이 초콜릿을 초콜릿일 수 있게 만들어주는 것이다. 만일 코코아버터가 없었다면 오늘날의 초콜릿은 탄생할 수 없었을 터. 초콜릿 산업이 융성함에 따라 코코아버터가 '귀하신 몸'이 되는 것은 피할 수 없는 추세였다. 가격이 천정부지로 치솟

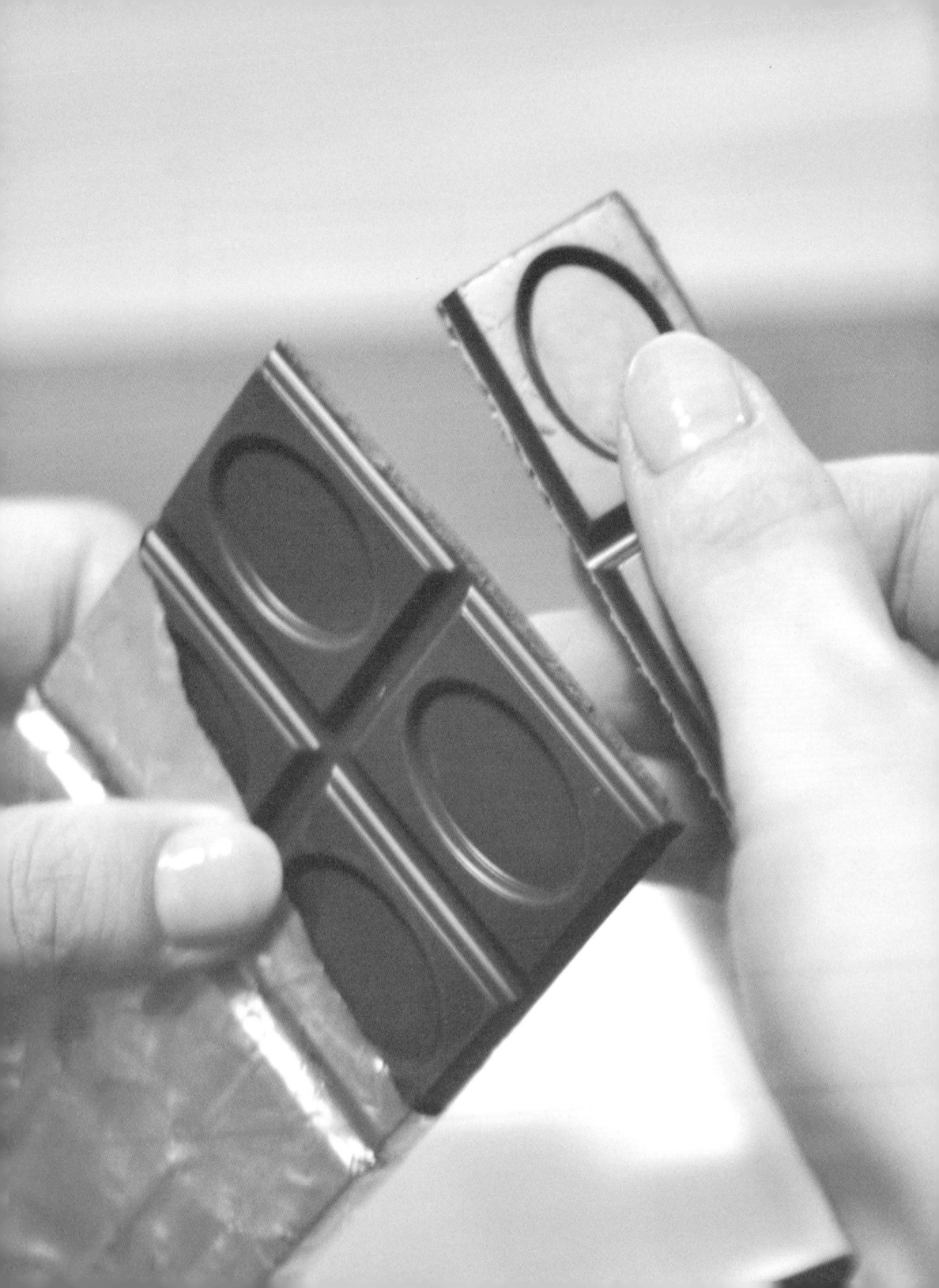

게 된다.

이 구도를 가장 먼저 간파한 사람들이 영국인이다.❷ 코코아버터를 대신할 수 있는 기름이 없을까? 그들은 연구에 들어간다. 과학이 동원되면 이런 일은 식은 죽 먹기다. 오래지 않아 그럴듯한 고체유지가 만들어진다. 코코아 성분은 한 방울도 들어가지 않지만 겉으로는 코코아버터와 똑같다. 물성이 똑같다는 이야기다. 쉽게 말해 '짝퉁 코코아버터'다. 가격은 약 4분의 1 수준. 초콜릿을 값싸게 만들 수 있는 길이 열렸다. 위대한 발명이었다.

그러나 문제는 영국의 이런 움직임에 제동을 거는 세력이 있었다는 것. '초콜릿 장인'의 나라 벨기에를 비롯한 몇몇 나라였다. "코코아버터 이외의 유지가 들어 있는 것은 초콜릿으로 인정할 수 없다"며 이들은 영국을 몰아세웠다. 급기야 초콜릿을 놓고 유럽이 둘로 쪼개진다. 그것은 '초콜릿 자유파'와 '초콜릿 순수파'의 대결이었다. 이 초콜릿 논쟁은 약 30년을 끌어오다가 지난 2003년 막을 내린다. 짝퉁 코코아버터, 즉 '대용버터'가 5퍼센트까지 사용된 것은 초콜릿으로 인정한다는 선에서 전 유럽이 합의하게 된다.❸

재미있는 것은 이 '초콜릿 논쟁의 불'이 그 뒤 미국으로 옮겨 붙었다는 사실이다. 미국식품의약국은 그동안 '초콜릿에 코코아버터 이외의 유지를 쓸 수 없다'는 입장을 견지해왔다. 그러나 미국초콜릿협회를 비롯한 식품업계는 유럽처럼 바꿔야 한다고 강력하게 요구했다. 대용버터의 사용을 허가하라는 것이다. 당연히 소비자단체를 비롯한 전문가 그룹의 반발이 뒤따랐다. 한 원로 초콜릿 전문가는 이렇게 말한다. "정통 초콜릿은 식문화를 지키는 마지막 보루예요. '식품 철학' 차원에서 다뤄야 합니다."❹

먹을거리 수난 시대에 들려오는 '서양발 초콜릿 논쟁'. 그런데 그것이 식문화 차원만의 문제일까. 그 속에는 건강을 가늠하는 중요한 계시가 들어 있다. '대용 코코아버터'는 되도록 먹지 말라는 것. 그 이유는 단순하다. 인공경화유이기 때문이다. 수소 첨가 방법으로 만들었다면 틀림없이 트랜스지방산이 들어 있다. 다른 기술로 만들어서 트랜스지방산이 설령 없다 치더라도 먹지 말아야 한다. 지방산 분자들이 이미 상처받은 것이기 때문이다. 그런 유지는 체내에서 정상적으로 대사되지 않는다.❺ 천연 코코아버터와 인공 대용버터는 건강 측면에서 천지 차이다.

우리나라는 코코아버터를 18퍼센트 이상 쓰면 초콜릿이라고 부를 수 있다.❻ 이 기준으로 치면 대용버터를 유럽에 비해 약 3배나 많이 쓸 수 있다. 당연히 천연 코코아버터는 그만큼 줄어든다. 서양의 초콜릿 논쟁을 구경하면서도 큰 괴리감이 느껴지는 것이 그래서다.

> 싼 게 비지떡

초콜릿이라고
다 초콜릿인가

    초콜릿 시장에도 '파레토의 법칙Pareto's law'이 있다. 20퍼센트의 기간에 80퍼센트의 판매가 이루어진다. 12월부터 이듬해 2월까지가 그 기간이다. 크리스마스에다 연말연시, 밸런타인데이가 연이어 기다리고 있어서다. 그야말로 초콜릿의 계절인 셈이다.

    과자의 꽃, 초콜릿은 신비의 식품이다. 쌉싸래한 듯 달콤한 이국의 맛. 입에 넣기가 무섭게 온몸으로 녹아드는 매끄러움, 그리고 부드러움. 이 미각적 탐미성은 초콜릿의 한 기능성 성분에 의해 더욱 고양된다. '트립토판'이라는 물질이 그것. '행복 호르몬'으로 갈채를 받는 세로토닌의 원료다.❶ 그뿐인가. 초콜릿은 천연 항산화제의 보고이기도 하다. 대표적인 성분이 '폴리페놀'. 노화를 막고 질병을 억제하는 물질로 유명하다.❷

그러나 초콜릿 마을에 늘 찬가만 울리는 것은 아니다. 이런 식품에 대해 들어보셨는지? '고칼로리 식품의 대명사. 다이어트를 원하는 이라면 가장 먼저 경계해야 할 식품. 탐닉하면 저혈당증을 일으킬 수 있고 당뇨병과도 관련이 있음.' 꽤나 혐오스럽게 묘사되는 이 식품 역시 초콜릿이다. 결국 초콜릿은 두 얼굴을 가지고 있다는 이야기다. 이런 기호식품까지 두 얼굴이라니…….

초콜릿에 돋보기를 들이대보면 힌트를 얻을 수 있다. 초콜릿은 크게 두 부분으로 이루어진다. '코코아 성분'과 '비코코아 성분'이다. 코코아 성분에는 코코아파우더, 코코아버터, 코코아매스 같은 원료가 해당된다. 비코코아 성분은 설탕, 인공경화유, 분유, 첨가물 등이다. 그렇다면 벌써 짐작이 갈 것이다. 초콜릿의 '좋은 얼굴'은 코코아 성분이 만든다. 여러 유익한 자연물질의 하모니가 빚은 결과다. 반면 '나쁜 얼굴'은 비코코아 성분으로 만들어진다. 한눈에 해로운 물질들임을 알아볼 수 있다.

요컨대 초콜릿이라고 해서 다 같은 초콜릿이 아니라는 것이다. 종류도 많거니와 등급이 천차만별이다. 쉽게 생각해서 코코아 성분이 많을수록 좋은 초콜릿이라고 보면 된다. 반대로 코코아 성분이 적을수록 나쁜 초콜릿이다. 항산화제 연구가인 미국의 스티브 워런$^{Steve\ Warren}$박사는 "되도록 코코아 성분이 70퍼센트 이상 들어 있는 초콜릿을 먹으라"고 권한다.❸

문제는 우리나라에서 주로 소비되는 초콜릿이 이 수준에 훨씬 못 미친다는 것. 과자 소비의 구조적인 특성과도 관계가 있다. 우리나라 사람들이 즐겨 먹는 초콜릿은 대체로 정통 초콜릿이 아니다. 주로 복합제품이다. 초콜릿을 파이에 발라먹는다든가 비스킷이나 사탕, 빵 따위에 묻혀 먹는 식이다. 이런 초콜릿은 좋은 초콜릿이 아니다. 당연히 설탕이나 인공경화유, 첨가물 등의 함량이 높다. 어린이나 젊은층이 주로 선물로 주고받는 '캐릭터 초콜릿'도 마찬가지다.

다행인 것은 근래 들어 초콜릿 시장에 조금씩 변화의 바람이 불고 있다는 사실이다. 검은색으로 상징되는 '다크 초콜릿' 제품들이 활기를 띠고 있다. 이런 초콜릿의 특징은 '쓴맛'이다. 코코아 성분이 많이 들어 있으니 당연히 쓸 수밖에. 그만큼 몸에는 좋다고 말할 수 있다.

그럼 이런 다크 초콜릿은 마음 놓고 먹어도 될까? 아직은 아니다. 유화제나 향료와 같은 첨가물이 여전히 눈엣가시처럼 남아 있어서다. 이들 첨가물이 완전히 배제됐을 때 비로소 초콜릿은 웰빙식품의 반열에 오를 수 있을 것이다. 물론 진정한 의미의 '초콜릿 웰빙화'는 혐오물질의 다른 한 축인 설탕까지 '비정제 설탕'으로 바뀌어야만 완성된다.

초콜릿 상식

흰 반점은 곰팡이?
가끔 초콜릿 표면에 흰 반점이 생긴 것을 볼 수 있다. 마치 곰팡이가 슨 것처럼 말이다. 이것은 곰팡이가 아니다. 초콜릿의 유지나 설탕이 녹아나와서 굳은 것이다. 여름철에 장마가 끝나고 나면 이런 현상을 자주 보게 된다. 초콜릿 용어로 '블룸^{bloom}현상' 이라고 한다. 꽃이 피었다는 뜻이다. 이 블룸 현상은 유해성과는 상관이 없다. 그러나 파이나 빵에 초콜릿을 바른 복합제품에 흰 꽃이 핀 경우는 조심해야 한다. 수분이 많은 탓에 진짜 곰팡이일 가능성이 크다.

카페인이 많다?
초콜릿에 카페인이 있다는 것은 상식이다. 그래서 초콜릿도 커피처럼 꺼리는 경우를 더러 보게 된다. 자라 보고 놀란 가슴 솥뚜껑 보고 놀라는 격이다. 일회 섭취량 기준으로 초콜릿의 카페인은 커피의 약 10분의 1 수준에 불과하다. 특별히 많이 먹는 사람이 아니라면 염려하지 않아도 된다. 전문가들은 오히려 코코아 가공공장에서 관행적으로 이루어지는 '알칼리 처리'를 더 문제 삼는다. 신맛을 없애고 색깔을 진하게 하기 위해 흔히 탄산염을 섞는데, 이것이 코코아의 유효성분을 손상한다는 것이다.❹ 요즘 서양의 초콜릿 마니아들이 알칼리 처리를 하지 않은 '자연 초콜릿'을 주목하는 이유가 그것이다.

싼 게 비지떡

콩과 헥산의 부적절한 만남

2003년 8월 29일 아침, 미국 오하이오주 에이지 프로세싱사^Ag Processing Inc. 대두유 공장. 생산라인 한쪽에서 강력한 폭발사고가 발생한다. 사고 장소는 기름 추출탱크 근처였다. 주변에 있던 작업자 8명이 순식간에 쓰러진다. 허겁지겁 현장에 달려온 공장장은 직감한다. '헥산 때문이다. 헥산이 누출된 것이다!' ❶

'헥산^hexane'은 고인화성의 유독성 물질이다. 먹는 기름을 만드는 공장 한가운데에 왜 이런 위험한 물질이 있는 것일까? 대두유 공장에서 헥산은 인체의 피와 같이 꼭 필요한 물질이다. 대두유를 흔히 '추출유'라고 하지 않는가. 유기용매로 추출해서 만든다는 뜻이다. 이 유기용매가 바로 헥산인 것이다. 이 물질은 보통 큰 탱크에 담겨 있다. 여기에 콩이 들어오면 콩 속의 기름 성분을 녹여낸다. 이 용매의 일부가 새어 나와 불이 붙은 것이다. 사고도 사고지만, 콩을 그런 위험한 물질에 녹이다니! 식용유를 그런 식으로 만들다니!

그렇다. 이 사고는 추출유 제조 현장의 실상을 알려주는 좋은 계기가 됐다. 언뜻 느껴지는 거부감만큼이나 이런 추출유에는 문제가 많다. 일단 녹아 나온 기름은 유기용매와 섞여 있는 상태. 아무리 기술이 발달했다 해도 두 물질을 완전히 분리하지는 못할 것이다. 현재 우리나라에서는 추출유에 5ppm까지 헥산이 잔류하는 것을 허용하고 있다.❷ 비록 적은 양이지만 오랜 기간 먹게 되면 문제가 생길 수밖에 없다. 헥산은 중추신경계와 호흡기 장애를 일으키며 암의 원인이 될 수 있다는 보고가 있기 때문이다.❸ 분리·정제 과정에서 기름에 생기는 트랜스지방산 문제와는 별개다. 이런 사실들이 추출유는 되도록 피해야 하는 이유다.

그런데 종종 "탈지대두'가 뭐예요? 시중의 간장에는 거의 탈지대두를 쓰는 것 같던데요." 라는 질문을 받는다. 이 궁금증도 대두유 생산 공정을 알면 저절로 풀린다. 추출 탱크의 헥산은 콩에서 기름만 빼낸다. 다른 성분은 그대로 남겨둔다. 추출 탱크를 빠져나온 고형분 덩어리, 그게 바로 탈지대두다. 말 그대로 '기름 뺀 콩'이란 뜻이다. 단백질은 고스란히 남아 있을 터이니 간장을 만드는 데는 아무런 지장이 없다. 오히려 매력적인 점이 있다. 식용유 공장의 부산물에 불과하지 않은가. 값이 무척 싸다. 간장 공장에서 굳이 비싼 메주를 쓸 일이 없다.

이렇게 말하고 보면 또 한 가지 생각나는 원료가 있다. '대두단백'이 그것. 햄·소시지·미트볼 등 각종 육가공품이나 만두·맛살 따위의 조미식품들에 두루 사용되는 원료다. 이 대두단백의 정체는? 벌써 짐작이 갈 것이다. 탈지대두에 인공처리를 해서 단백질 함량을 높인 물질이다. 고단백질 원료다 보니 입에 넣고 씹으면 쫄깃쫄깃하다. 육가공품의 증량제로 안성맞춤일뿐더러 결착력까지 높여주는 일석이조의 물질이다. 역시 싼값으로 말이다.

그렇다면 탈지대두나 대두단백도 추출 대두유와 같은 가문의 물질이라는 데 이의를 제기하지 않을 것이다. 똑같이 헥산이라는 유기용매의 은총을 받았을 가능성이 높다. 미국의 환경운동가인 패리스 라이드헤드$^{Paris\ Reidhead}$는 "미국 콩의 95퍼센트가 헥산 탱크에서 가공되고 있다"며 "유기용매를 이용한 추출유 제조법은 하루빨리 퇴치돼야 한다"고 역설하고 있다. ❹

방법은 오직 하나다. 헥산이 만드는 '삼총사 물질', 즉 정제유·탈지대두·대두단백을 거부하는 것이다. 그 물질이 들어 있는 식품은 이용하지 않는 것이다. 그런 식품에는 화학물질의 DNA가 숨어 있다. 오늘날 제유^{製油}산업은 너무나 잘못된 길을 걷고 있다.

식용유를 이용하는 올바른 방법 한 가지. '압착유'를 선택하자. 압착유 공장에는 헥산이 없다. 그래서 압착유는 안전하다.

싼 게 비지떡

'소시지 사장님'의 변명

그는 입지전적인 인물이다. 중학교를 마치고 곧바로 취직했다. 그가 사회에 첫발을 내디딘 곳은 정육점. 한때 육류 도매업을 경험하기도 했다. 38살이 되던 1976년, 그는 드디어 창업을 한다. 고향인 일본 홋카이도에서. 그의 이름은 다나카 미노루田中稔. 회사 이름은 '미트호프'다. 육가공 전문회사다.

창업자의 오랜 경륜과 기발한 아이디어를 바탕으로 미트호프 회사는 크게 성장해간다. 연간 매출액이 우리 돈으로 약 140억 원. 홋카이도 육가공 회사 가운데 최대 규모가 됐다. 2006년엔 문부과학성으로부터 표창까지 받는다. 누구도 이 회사의 앞날을 비관하지 않았다. 그러나 이 회사는, 지금은 없다. 2007년 가을 안타깝게도 망했다.

왜 전도양양했던 기업이 하루아침에 무너진 것일까. 창업자의 일그러진 탐욕이 원인이었다. 다나카 사장은 탁월한 사업가였지만 '도덕 불감증 환자'였다. 그는 자신이 만드는 식품에 허위 표시를 밥 먹듯 했다. '100% 쇠고기 제품'이라고 광고해놓고는 돼지고기를 마구 섞었다. 유통기한이 지나 반품돼 들어온 것은 재포장해 다시 내보냈다. 냉동된 고기는 야외에서 비를 맞혀 해동시키곤 했다.❶

이 회사의 모럴해저드는 중국산 가공육의 남용에서 극에 달했다. 중국에 조류독감이 유행해 오리고기 가격이 폭락했을 때, 그 가공육을 들여와 쇠고기 제품에 조금씩 섞어 썼다. 이 사실을 뒤늦게 안 일본의 한 저널리스트는 "중국에서는 다리가 달린 것은 책상과 걸상만 빼고는 뭐든 다 먹는데……"라며 혀를 찼다.❷

《트러스트Trust》를 쓴 미국 조지메이슨대학의 프랜시스 후쿠야마Francis Fukuyama 교수는 일본을 '고신뢰사회'로 분류한다. 사회 구성원 간의 신뢰도가 높은 나라라는 뜻이다. 또 식품 검사에 관한 한, 일본은 가장 앞서가는 나라 중의 하나다. 첨단 감식기법인 유전자 검사를 정기적으로 시행하며 각종 먹을거리의 허위 표시를 감시하고 있다. 그런 나라에서 어떻게 이런 터무니없는 일이 벌어진 것일까.

'미트호프 사건'은 돈벌이를 위한 인간의 탐욕이 얼마나 무분별한가를 극명히 보여준다. 이 사례는 일본만의 치부가 아니다. 어느 나라에서든 발생할 수 있는 일이다. 우리나라의 경우 더 심각할지도 모른다. 식품 검사 능력이 일본에 비해 아직 뒤져 있기 때문이다. 그렇다고 우리나라의 사회 신뢰도가 일본보다 높다고 말할 수 있는가?

소시지, 햄, 베이컨, 미트볼, 너깃, 햄버거 패티, 돈가스, 고기만두 등등. 식품점의 육가공품 매대에 무너져내릴 듯 쌓여 있는 각종 제품들의 면면이다. 어린 자녀를 둔 '엄마 소비자'를 더 강렬히 유혹하는 이들 육가공품에는 한 가지 공통점이 있다. 값이 무척 싸다는 사실. 가공하지 않은 생육보다 싸다. 가공비용과 포장비 등이 추가로 들었을 텐데 말이다. 이 사실을 한 번쯤 의심해보는 것이 어떨까.

의심하는 소비자가 늘어나면 그만큼 양심적인 제품도 늘어난다. 육가공품의 경우 특히 그렇다. "소비자에게도 책임이 있어요. 무조건 싼 것만 찾으니 원. 판매점도 마찬가지고……." 미트호프의 다나카 사장이 구속 수감되면서 한 말이다.❸ 적반하장이라고 주먹이 절로 불끈거릴지 모르겠다. 하지만 이 말 속에 오늘날 육가공품의 고민이 고스란히 들어 있다.

고기를 즐기는 올바른 방법, 그것은 믿을 수 있는 생육을 사서 직접 요리해 먹는 것이다. 꼭 육가공품을 이용해야 할 상황이라면 꼼꼼히 살피자. 첨가물뿐 아니라 육류의 원산지까지. 잘 찾아보면 썩 괜찮은 제품들도 있다. 관심이 변화를 낳는다.

> 싼 게 비지떡

'GMO 전분당' 시대

'우리 아기 불고 노는 하모니카는 옥수수를 가지고서 만들었어요……'

석동 윤석중 선생은 옥수수를 아기의 장난감에 비유했다. 동심을 자극하는 옥수수는 누구에게나 친근감을 주는 식품이다.

이런 옥수수가 난데없이 논란의 중심에 서 있다. 특유의 친근한 이미지가 공포의 대상으로 바뀔 태세다. 지난 2008년 봄, "우리나라도 앞으로 유전자조작GMO 옥수수를 수입하기로 했다"고 발표한 것이 그 발단이다.

옥수수는 껍질을 빼면 약 70퍼센트가 전분이다. 이 옥수수 전분은 가공식품 산업에서 대단히 중요한 위상을 갖는다. 전분 자체가 유용한 식품 원료인데다가 우리가 잘 아는 각종 당류의 출발 물질이기 때문이다. 예를 들어보자. 옥수수 전분에 염산이나 효소를 첨가하면 분자 사슬이 끊어져 짧은 탄수화물이 만들어진다. 이것이 덱스트린이다. 이 덱스트린 분자를 더 짧게 만든 것이 물엿, 좀 더 짧게 하면 올리고당이 된다. 마지막까지 단분자가 되도록 끊어놓은 것이 바로 과당 또는 포도당이다. 업계에서는 이 옥수수 가문의 당류를 묶어 '전분당'이라 부른다.❶

문제는 여기에 있다. 과자, 빵, 음료, 조미식품, 인스턴트식품, 패스트푸드 등 온갖 식품에서부터 심지어 주류에 이르기까지 이 전분당의 은총을 받지 않은 음식이 있을까. 요식업소는 물론이고 각 가정의 주방 구석구석까지 전분당은 보무당당히 진출해 있다. 이는 곧 옥수수가 잘못되면 우리네 식생활 전반이 잘못된다는 이야기다.

유전자조작 농산물의 유해성 여부가 초미의 관심사로 대두된 것은 그 때문일 것이다. 이에 대해 시행 주체인 전분당 업체들은 당연히 무해론을 편다. 유전자조작 옥수수나 보통 옥수수나 그 안에 들어 있는 전분은 본질적으로 같다는 것이다. 설사 옥수수에 다른 형질의 유전자 성분이 있다 하더라도 전분당의 경우는 우려하지 않아도 된다는 것이 업계의 주장이다. 고온과 고압이 수반되는 정제·가공 과정에서 깨끗이 제거된다는 것이다.

어떻게 받아들여야 할까. 현대과학은 이 주장을 책임질 수 있을까. 해묵은 논란에 끼어들자는 이야기는 아니다. 하지만 한 가지는 분명히 추론할 수 있다. 유전자가 다른 옥수수는, 만드는 전분도 다를 것이라는 사실. 물론 그것은 분자 단위의 극미한 세계 이야기다. 그 차이는 육안으로 확인할 수 있는 정도가 아닐 것이다. 허튼 기계 따위로 조사해서 알아낼 수 있는 정도도 아닐 것이다. 우리가 먹었을 때 인체 세포만이 감지할 수 있는, 미세한 생리학적 차이일 것이다. 그 작은 차이가 먼 훗날 큰 파란을 일으키는 것이다.

최종 전분당 생산품에는 '변형유전자 흔적'이 잔존하지 않는다는 주장에도 의구심이 일긴 마찬가지다. 물엿에서 더러 아황산 성분이 검출되는 것은 왜인가? 정제 불량 탓 아닌가? 아황산 같은 거친 첨가물은 놓치면서 정교한 유전자는 걸러낼 수 있다고 말할 수 있는가?

유전자조작 옥수수를 꼭 들여와야 할 형편이라면, 그래서 'GMO 전분당 시대'의 도래를 피할 수 없다면, 한 가지만은 간구한다. 소비자가 반드시 알 수 있도록 해달라고. 어느 식품에 '불온 전분당'이 들어 있는지 말이다. 그것은 최소한의 소비자 권익이자 업계의 마지막 의무다.

가뜩이나 버거운 짐을 지고 있는 오늘날의 식품 소비자들. 그들의 어깨 위에 또 하나 큼직한 짐이 올라와 있다. 그 이름 'GMO 전분당'. 안타까울 따름이다.

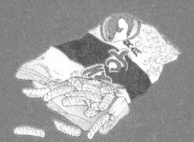

- '벤젠 드링크'는 빙산의 일각
- 바삭한 돈가스의 은밀한 비결
- '제2의 멜라민 사태'를 대비하라
- 구이는 동, 수육은 금
- 과자는 아토피와 무관?
- 가장 안전한 식품의 현주소
- 노로바이러스보다 무서운 것
- '신의 물방울'에 숨은 허물

06_ 진화하는 식품 유해성

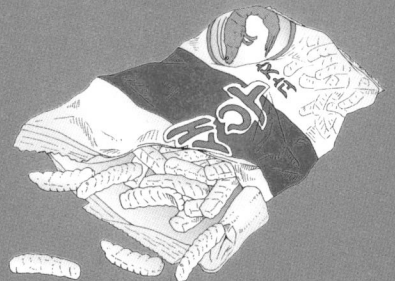

진화하는 식품 유해성

'벤젠 드링크'는 빙산의 일각

"식품에는 한 가지 첨가물만 사용하는 게 아니지요. 보통 여러 첨가물을 동시에 사용하는데, 그럴 때의 안전성은 아직 확인되어 있지 않습니다."

식품첨가물 감독관청의 책임자가 언론 인터뷰에서 한 말이다.❶ 비록 첨가물이 개별적으로는 안전성 조사가 되어 있더라도, 여러 물질을 복합적으로 쓸 때에는 새로운 문제가 발생할 수 있다는 이야기다. 이 문제는 사실 여러 학자들이 그동안 꾸준히 경고해온 내용이다. 다만, 현실적으로 검증하기가 쉽지 않아 이론적인 주장이라는 인식에 가려져 있었다.

그런데 얼마 전 이 이론을 증명이라도 하듯, 사건이 터졌다. 시중의 건강 드링크류 제품에서 발암물질로 의심되는 벤젠이 검출됐다는 것.

해외 사례에서 정보를 입수한 한 여성단체가 문제를 제기했고, 당국도 조사 뒤 이를 인정했다.❷ 건강하라고 마시는 음료에 그런 유해물질이라니!

처음 '벤젠 사건'을 접한 소비자들은 우선 궁금해하는 표정이었다. 음료에 웬 발암물질일까? 용기에서 녹아 나왔을까, 아니면 물이 오염된 탓일까? 원인은 정작 다른 데 있었다. 드링크에 사용한 첨가물이 주범이었다. 등장하는 첨가물은 두 가지. 안식향산나트륨과 비타민C였다. 물론 이 첨가물들 자체가 오염된 것은 아니다. 두 물질이 '부적절한 관계'를 맺어 벤젠이라는 '문제아'를 잉태한 것이다. 첨가물 복합사용 문제가 현실적으로 드러난 대표적인 사례다.

원래 안식향산나트륨과 벤젠은 '같은 집 자손'이다. 두 물질 모두 분자구조 안에 반지처럼 생긴 '벤젠 고리'를 갖고 있다. 학자들은 이러한 물질을 통틀어 '방향족화합물'이라 일컫는다. 초록은 동색이듯, 그다지 '가문이 좋지 않은 이 집안 형제들'은 서로 잘 넘나든다. 방부제인 안식향산나트륨이 비타민C, 즉 아스코르브산만 있으면 언제든 벤젠으로 변할 수 있는 것처럼.

이런 맥락을 이해하면 이번 벤젠 사건을 보는 우리의 시각이 훨씬 넓어져야 한다는 데 동의할 것이다. 이번에 표출된 문제는 빙산의 일각일 수 있다. 가공식품에 사용하는 수많은 화학물질 가운데는 벤젠 고리를 가진 방향족화합물이 무수히 많아서다. 이 물질들이 식품 내에서 어떻게 변할지는 아무도 모른다. 유독성 물질로 익히 알려진 페놀, 톨루엔, 아닐린 등이 모두 같은 족속이다. 더구나 이런 변화는 식품 내에서만 일어나는 것이 아니다. 우리가 그 식품을 섭취했을 때, 인체 내에서는 훨씬 더 심각한 물질이 만들어질 수도 있다. 그것을 현실적으로 확인할 방도도 현재까지는 없다.

드링크의 벤젠 사건은 대표적인 인재人災 중 하나다. 미국식품의약국FDA은 음료에서 벤젠이 검출된다는 사실을 꽤 오래전부터 알고 있었다.❸ 하지만 음료업계의 압력에 밀려 아무런 가시적인 조치를 취하지 못했다. 이 문제는 실은, 숨기고 있던 여러 종기 가운데 하나가 터진 것일 뿐이다.

얼마 전 첨가물이 아토피를 유발한다는 방송 이후, 한 제과업체가 해당 물질들을 앞으로 쓰지 않겠다고 선언한 바 있다. 이 기회에 아예 모든 화학물질을 사용하지 않겠다고 공포하는 것이 어떨까. 첨가물의 복합사용 문제는 비단 방향족화합물에서만 생기는 것이 아닐 것이기 때문이다.

실제로 영국 리버풀대학 연구팀은 "인공조미료인 'MSG' 나 인공감미료인 '아스파탐' 이 '합성착색료' 와 각각 만나면 신경독성이 훨씬 커진다"고 발표한 바 있다.❹ 이런 연구는 국내에서도 이루어지고 있다. 부산대 연구팀은 "합성착색료인 타르색소는 한 가지만 있을 때보다 여러 가지가 동시에 존재할 경우 유해성이 더 커진다"고 보고했다.❺ 현행 식품첨가물 관리규정은 이런 사실들을 고려하지 않는다.

진화하는 식품 유해성

바삭한 돈가스의
은밀한 비결

그 집 돈가스는 참 신기하다. 맛도 맛이지만 입에서 바스러질 듯 씹히는 식감이 경쾌하기 이를 데 없다. 튀김유가 다른 것일까? 경화유를 사용하면 더 바삭하다고 하던데.

그래서 고기에 빵가루를 묻혀 집에서 손수 튀겨본다. 튀김유는 쇼트닝으로. 그러나 그 집 돈가스에 비하면 한참 못 미친다. 이번엔 훨씬 높은 온도에서 튀겨본다. 또 돈가스에서 최대한 기름을 빼보기도 한다. 하지만 차원이 다르다. 뭔가 비결이 있는 듯하다. 뭘까?

혹시 첨가물을 생각해보셨는지? 첨가물은 마법의 가루라 하지 않던가. 눈을 즐겁게 하고 혀를 기쁘게 하는 것만이 첨가물의 일이 아니다. 이처럼 이齒를 유쾌하게 하는 것도 첨가물이 할 수 있는 중요한 일 중의 하나다.

기왕 얘기 나온 김에 그 과정을 들여다보자. 먼저 등장하는 물질이 증점제로 알려진 '검^{gum}류'다. 구아검·로커스트콩검·트라가칸스검 등 많은 검류 가운데 아무거나 선택하면 된다. 흔히 사용되는 것이 구아검이다. 이 검을 물에 녹여 용액으로 만든다. 돈가스 고기를 이 용액에 점벙 담근 다음 '튀김옷'을 입히는데, 이때 두 번째 첨가물이 등장한다. 바로 '인산염'이다. 인산염 가운데 가장 자주 부름을 받는 것이 폴리인산나트륨. 이 물질이 튀김옷에 들어 있어야 한다. 마지막으로 빵가루를 묻히고 기름에 튀긴다. 이것이 그 집 돈가스를 신기하게 만드는 비결이다.❶

문제는 이런 '비결'이 선뜻 내키지 않는다는 것. 아무리 바삭한 돈가스가 좋기로서니 그렇게까지 만들 필요가 있을까. 구아검이니 폴리인산나트륨이니 하는 물질들의 이름부터 일단 거부감이 든다. 내 집 부엌엔 왠지 어울리지 않는 첨가물이어서다. 이 물질들을 둘러싼 베일을 살짝 걷어보자.

구아검과 같은 검류는 다행히 천연 첨가물이다. 식물체에 들어 있는 점착성 물질을 추출해서 얻는다. 하지만 유감스러운 것은 이런 유형의 물질들이 우리 인체에게는 낯설다는 사실. 과량 섭취했을 때 천식이나 식도폐색 현상을 일으킨다는 보고가 있다.❷ 대체로 알레르기 유발물질로 분류된다는 점이 고약하다.

또 폴리인산나트륨 따위의 인산염은 어떤가. 전형적인 합성 첨가물이다. 아무리 믿을 만한 물질이라 해도 태생이 다르다는 점을 주목해야 한다. 뒷구석 어디에선가는 반드시 엉뚱한 짓을 하게 되어 있다. 그 대표적인 것 중의 하나가 체내에서 미네랄의 흡수를 방해한다는 사실이다.❸ 동물실험에서는 폴리인산나트륨이 신장결석의 원인이 될 수 있다는 보고도 있다.❹

이런 문제는 요식업소 돈가스에만 국한하지 않는다. 식품 매장에서 파는 냉동 돈가스를 보자. 이 제품들은 포장돼 있어서 사용 원료를 확인할 수 있다. '구아검' 표기를 쉽게 발견할 수 있을 것이다. 인산염은 안 보인다고? 그 녀석은 자신의 이름표를 달고 다니는 일이 거의 없다. 산도조절제라는 공동 이름표가 있기 때문이다.

그러고 보니 튀김가루로 팔리고 있는 제품들이 궁금해진다. 아니나 다를까. 여기에도 산도조절제 이름이 올라 있다. 그것이 인산염이라고 생각하면 틀림없을 것이다. 어쩐지 이런 튀김가루를 쓰면 훨씬 부드럽더라니.

사실 이와 같은 이상한 물질들은 돈가스에만 사용되는 것이 아니다. 튀김식품에는 거의 대부분 사용된다. 그렇다면 대책은 절로 나온다. 돈가스 같은 튀김식품은 되도록 먹지 않는 것. 굳이 첨가물 문제가 아니더라도 튀김식품을 먹지 말아야 할 이유는 많지 않은가.

진화하는 식품 유해성

'제2의 멜라민 사태'를 대비하라

그 정도라면 우는 아이도 그치게 하는 '현대판 곶감'이라 할 만하지 않을까. 멜라민 말이다. 지난 2008년 가을께 중국에서 첫 피해자가 발생했을 때만 해도 강 건너 불이려니 했다. 그러나 그 불이 서해 바다를 건너더니 우리나라까지 활활 불태웠다. 당시 멜라민 얘기 없이는 대화가 안 될 지경이었다. 유치원생조차 대통령 이름은 몰라도 멜라민은 알 정도였다. 도대체 그 정체가 무엇이기에 그토록 짧은 시간에 높은 악명을 떨치게 됐을까?

독성 자료를 찾아봤다. '반수 치사량^{LD50} 3296mg/kg.' ❶ 이 말은 체중이 1킬로그램인 실험동물에게 멜라민 약 3.3그램을 먹였을 때 절반이 숨진다는 뜻이다. 몸무게가 60킬로그램인 사람을 기준으로 환산하면 거의 200그램 가까이 되는 양이다. 고개가 갸웃해진다. 200그램이라면 어느 정도 양인가. 라면 한 봉지가 보통 120그램이다. 그보다 훨씬 더 많은 양 아닌가.

그렇다. 멜라민은 독성이 거의 없는 물질이다. 굳이 독성으로 치면 우리 식탁에서 없어서는 안 될 소금과 비슷한 수준이다. 그렇다면 혼란스럽지 않을 수 없다. 중국에서는 피해자가 수만 명이나 발생하지 않았는가. 어린 아기들의 희생이 커서 전율감이 더했다. 이 사실을 어떻게 설명해야 할까?

물론 과학자들에게 귀를 기울여야 한다. 그러나 너무 큰 기대는 하지 말자. 혼란스럽기는 과학자들도 마찬가지기 때문이다. 결론부터 말하면 그들도 아직 정확한 내막을 모른다. 단지 가설의 형태로 몇몇 이론을 발표하고 있을 뿐이다. 그중에 가장 타당한 설명으로 지지를 받고 있는 것이 이른바 화학물질의 '칵테일 효과 *cocktail effect*'다. 칵테일 효과란, 말 그대로 두 가지 이상의 물질을 섞을 때 예상치 못하게 어떤 새로운 유해성이 나타나는 현상.❷

멜라민을 중심으로 이 이론을 설명해보자. 멜라민이란 놈은 우리 몸속에 들어가면 절에 간 색시처럼 가만히만 있는 것이 아니다. 주변의 다른 화학물질들과 자주 밀회를 즐긴다. 그 가운데 마음에 드는 '파트너'가 있으면 불륜관계도 맺는다. 그것이 바로 화학반응이다. 당연히 '사생아'가 만들어질 터. 이렇게 만들어진 사생아가 문제다. '흉기'를 휴대하는 경우가 많다. '멜라민의 사생아'는 우리 몸의 신장을 공격하는 흉기를 들고 있었다. 중국의 피해자들이 모두 신장 장해를 일으킨 것이 그런 까닭이다. 멜라민 혼자서는 결코 쓸 수 없는 불행의 시나리오다.

중요한 것은 지금부터다. 칵테일 효과를 일으킬 수 있는 물질이 멜라민뿐일까. 그렇지 않다. 식품을 통해 우리 몸속으로 들어오는 화학물질은 무수히 많다. 예를 들어보자. 식품의 변질을 막으려고 사용하는 보존료나 산화방지제, 색깔을 예쁘게 하려고 쓰는 색소, 맛을 좋게 하기 위한 조미료나 향료, 기타 유화제, 표백제, 감미료, 산미료 등등. 여기에 제초제나 살균·살충제 따위의 농약들까지 합쳐야 한다. 가짓수로 세자면 수천 가지에 달한다. 이 많은 물질들 가운데는 적지 않은 것들이 제2의 멜라민이 되어 또 다른 칵테일 효과를 음모하고 있을지 모른다. 극비리에 말이다. 개중에는 용케 발각된 녀석도 있다. 음료용 인기 보존료인 안식향산나트륨이 그것이다. 이 물질은 비타민C와 불륜을 맺어 발암 의심물질인 벤젠으로 변한다.❸

멜라민과 안식향산나트륨, 무엇이 다른가? 똑같은 화학물질이다. 전자는 식품에 불법으로 넣고 후자는 합법으로 넣는다는 사실만 다를 뿐이다. 아니, 다른 점이 하나 더 있다. 멜라민의 칵테일 효과는 급성독성을 나타내지만, 안식향산나트륨은 만성독성을 나타낸다는 점이다. 실은, 만성독성이 더 무섭다. 폐해를 바로 알지 못하기 때문이다.

멜라민이라는, 한 무명 화학물질에서 촉발된 중국발 공포는 우리에게 큰 절망감을 안겨주었다. 하지만 그 사건이 '식품 케미컬 문제' 전

반을 다시 생각해보는 계기가 된다면, 그래서 식탁 안전의 새로운 교훈이 되어준다면 나름대로 의미가 있지 않을까 싶다. 결론은 무첨가·무농약 식품을 먹는 것이다. 정체불명의 식품은 되도록 피하고.

학계도 비난 피할 수 없어

멜라민이 처음 말썽을 부린 것은 2004년이다. 타이에서 생산된 애완동물 사료를 먹고 아시아 지역의 개와 고양이 수천 마리가 신장질환 증상을 보였다. 그러나 유감스럽게도 당시 전문가들은 멜라민의 유해성을 놓치는 우를 범했다. '사료에 곰팡이가 핀 것이 원인이었다'고 잘못 진단했다. 약 3년 뒤인 2007년 봄, 이번엔 북미 지역의 애완동물들이 똑같은 증상을 보이며 집단 폐사했다. 멜라민의 마각이 드러난 것은 이때다. 동물들의 신장에서 '멜라민 유도체melamine cyanurate'가 다량 발견된 것이다.❹ 조사해보니 중국산 사료에 멜라민이 첨가되어 있었다. 하지만 이때도 학자들은 실수를 범한다. 멜라민이 식품에도 사용될 수 있다는 점을 간과한 것이다. '초동 대처 미흡'이라는 비난은 학계도 면할 수 없었다. 멜라민은 양의 탈을 쓴 이리다. 그 음흉한 탈은 아직도 완전히 벗겨지지 않고 있다.

진화하는 식품 유해성

구이는 동,
수육은 금

1976년 어느 날, 일본국립암센터. 일본인들에게 유독 위암 발병률이 높은 점을 의아하게 생각해오던 한 과학자가 실험을 해보기로 했다. 시장에서 마른 정어리를 사다가 가스레인지에 굽기 시작했다. 정어리 기름이 조금씩 스며나오면서 연기가 나고 그을음이 생겼다. 연기와 그을음을 수집해 동물실험을 해보니, 놀랍게도 강력한 발암 현상이 관측됐다. 그는 곧, 수집한 탄화물의 성분 분석에 들어갔다. 정체를 알 수 없는 아미노산 분해산물들이 검출됐다. 그는 이 물질을 '헤테로사이클릭아민^{HCAS}'이라고 이름 짓고 발암 의심물질로 보고했다.

과학자의 이름은 나가오 미나코^{長尾美奈子}. '변이원성 물질' 전문가다. 그는 이 공로를 인정받아 훗날 네덜란드 과학·기술 전문 미디어

그룹인 '엘세비어 사이언스$^{Elsevier\ Science}$'로부터 '돌연변이 연구상 $^{Mutation\ Research\ Award}$'을 받는다.❶

소박한 동기에서 시작한 나가오 박사의 연구는 다른 학자들의 적극적인 참여로 활발하게 맥을 이어갔다. 헤테로사이클릭아민에는 한 가지만이 아니고 여러 물질들이 존재한다는 사실, 고온에서 생선이나 육류를 구울 때도 생성된다는 사실, 이 물질은 인체의 위는 물론이고 다른 부위에서도 암세포를 만들 수 있다는 사실 등이 속속 밝혀진다.

그런데 닭구이를 좋아하는 사람들은 얼마 전의 언론 보도를 기억하고 있을 것이다. "치킨구이에서 발암물질이 검출됐다. 고객에게 위험을 알리지 않고 판매하는 것은 위법이다. 외식업체들은 하루빨리 그 내용을 표기하라"며 미국의 한 의사 단체가 유명 외식업체 7개사를 제소하기에 이르렀다는 뉴스였다.❷ 여기서 문제가 된 물질은 '페닐이미다조피리딘^{PhIP}'이라는 성분. 바로 헤테로사이클릭아민류의 '왕초' 격인 녀석이다. 결국 '닭구이 발암물질 논란'의 단초는 일본국립암센터가 제공한 셈이다.

육류와 관련된 발암물질에는 헤테로사이클릭아민 계통의 화합물만 있는 것이 아니다. '다환방향족탄화수소^{PAHs}'라는 이름의 물질과 '니트로소^{Nitroso}' 계열의 화합물이 또 있다. 전자를 대표하는 물질이 바로 '벤조피렌'이다. 마찬가지로 고온에서 육류를 구울 때 생성되는 것으로 알려져 있지만, 이 물질은 또 다른 이유로 우리와 친근하다. 국내 정제올리브유에서 검출되어 논란을 빚은 바 있는 물질이기 때문이다.

후자인 니트로소화합물은 다름 아닌 '니트로사민'을 가리킨다. 이 물질 역시 우리에게 낯설지 않다. 육가공품에 '감초'처럼 사용되는 무서운 첨가물, '아질산나트륨'에 의해 만들어지는 발암물질이기 때문이다. 니트로사민은 굽는 것과는 관계가 없다.

구운 고기에 생기는 발암물질은 보통 육류가 300℃ 이상의 고온에 접촉할 때 만들어지는 것으로 알려져 있다. 그렇다면 이 발암물질들을 피하는 방법이 자명해진다. 가장 좋은 방법은 삶거나 찜을 해먹는 것이다. 굳이 구이를 해먹어야 한다면 고기가 타지 않도록 천천히 익혀야 한다. 석쇠를 쓰기보다는 두툼한 불판을 이용하는 쪽이 좋은 이유다. 아질산나트륨이 사용된 육가공품을 피해야 하는 것은 기본 상식. 기름에 튀기는 방법은 또 다른 문제가 있으니 권장할 수 없음은 말할 나위가 없다.

'구이는 동이요, 수육은 금이다.' 혹시 육식 애호가라면 식탁에 크게 써 붙여놓음직한 글귀가 아닐까.

진화하는 식품 유해성

과자는
아토피와 무관?

많은 전문가가 알레르기 원인의 하나로 식품첨가물을 든다. 대표적인 인물이 미국의 벤 파인골드$^{Ben\ F.\ Feingold}$ 박사다. 그는 최초로 첨가물의 유해성을 연구한 의사로 알려져 있다. 아토피성 피부염 역시 알레르기 현상의 한 가지. 그래서 첨가물이 아토피의 원인 물질이라는 데 이의가 없다.❶

문제는 국내 식품업계가 동의하지 않는다는 것. 몇 해 전, 한 언론이 "과자의 첨가물이 아토피를 더욱 악화시킨다"며 이른바 '과자의 공포'를 불러일으키자 여론이 들끓었다. 급기야 보건당국과 학계가 검증에 나섰다.

"직접적인 상관성이 있음을 확인할 수 없었습니다." 약 8개월이 지난 시점에서 당국이 공식 발표한 결론이다. 언뜻 귀에 들어오지는 않지만 첨가물이 아토피의 원인이 아니라는 점을 분명하게 말하고 있었다. 언론들은 일제히 '첨가물, 아토피와 무관'이라는 제목으로 기사를 썼다. 얼마나 다행한 일인가. 자녀들에게 과자를 주면서도 늘 불안해했던 부모들에게는 큰 희소식이었다.

그러나 유감스럽게도 그 안도감은 곧 실망감으로 바뀐다. 조금만 관심을 기울여 살펴보면 조사에 오류가 있음을 쉽게 알 수 있었다. 결론이 무리하게 도출됐다는 사실도 도처에서 발견된다. 정말로 첨가물과 아토피의 상관관계를 규명할 의지가 있었는지 의심스러울 정도다.

가장 문제되는 것이 표본 선정의 잘못이다. 연구팀도 인정했다시피 증상이 가벼운 알레르기 환자를 표본으로 삼았다. 그들이 모집단을 대표할 수 있는가? 표본조사에서 가장 중요한 것이 표본의 대표성이란 점은 삼척동자도 아는 상식이다.

또 특정 첨가물 몇 가지를 조합한 시료로 단 한 번 실험했다는 점도 수긍할 수 없다. 증상이 가벼운 환자를 표본으로 했다는 점, 시료의 첨가물 농도가 낮았다는 점(일일섭취허용량의 10분의 1 수준) 등과 맞물려 이 문제는 더욱 신뢰감을 떨어뜨린다. 시간을 두고 지속적으로 투여할 때 생기는 변화를 관찰해야 했다.

다소 전문적인 이야기가 될지 모르겠으나 알레르기가 생길 수 있는 모든 경우의 수를 고려하지 않았다는 점도 빼놓을 수 없다. 화학물질은 단독으로는 알레르기를 일으키지 않는 경우가 많다. 그 물질이 핵이 되어 단백질 등에 의해 둘러싸이면 비로소 알레르겐, 즉 알레르기의 원인 물질로 작용한다는 것이 전문가들의 설명이다.

예컨대 타르색소는 자체로는 알레르기를 일으키지 않을 수도 있다. 그러나 식품에 사용되어 단백질 등과 함께 섭취되면 알레르겐 짓을 한다. 이때 그 화학물질을 학자들은 '햅텐*hapten*'이라고 부른다.❷ 당시 실험에서는 그 경우가 완전히 배제되어 있다.

물론 이런 연구는 결코 쉬운 일이 아니다. 연구팀도 구구한 변명을 늘어놓았다. 조사가 계획대로 안 되어 아쉽다는 말도 덧붙였다. 그렇다면 처음부터 아예 조사를 하지 말든가, 아니면 결론을 내리지 말았어야 옳다. 오히려 혼란만 더 부추긴 결과가 됐다.

그 조사는 다시 시행돼야 한다. 정교한 연구 설계가 어렵다면 차라리 단순화하는 방법도 있다. 주변에는 과자만 먹으면 긁어대는 아이들이 적지 않다. 물론 첨가물을 사용하지 않은 과자는 괜찮다. 한두 명이라도 그런 아이들을 대상으로 아토피의 원인을 심도 깊게 분석해 보는 것은 어떨까. 소비자들은 그처럼 실질적으로 도움이 되는 연구를 원하고 있다. 우리나라도 하루빨리 역학조사에 대한 제대로 된 틀을 갖춰야 한다.

진화하는 식품 유해성

가장 안전한
식품의 현주소

조용한 주말 저녁 안방이 뒤집어졌다. 얼마 전에 한 TV 다큐멘터리 프로그램이 전파를 탔을 때의 이야기다. 프로그램 제목은 '생애 첫 음식, 분유에 관한 보고서'. 지금 분유를 이용하고 있는 가정이건 과거에 이용했던 가정이건, 아이를 둔 부모라면 마치 벌레를 씹은 듯 역겨움을 느꼈을 것이다.

그날 다큐멘터리가 조제분유를 고발한 내용은 크게 두 가지로 요약된다. 금속성 이물질이 검출됐다는 점과 병원성 미생물이 생존해 있을 수 있다는 점이다. 그 어린 것이 먹는 음식에 그런 게 들어 있다니. 믿음이 컸기에 절망감이 더 클 수밖에 없었다. "가장 안전해야 하는 식품 아닌가요? 죄책감이 들어요. 아기한테……." 인터뷰를 하는 젊은 주부의 눈망울이 그렁그렁해지더니 못내 뜨거운 물방울을

만든다.❶

사실 조제분유가 시비의 대상이 된 것은 우리나라에서만의 일이 아니다. 미국에 《크레이지 메이커즈 The Crazy Makers》라는 가공식품 고발서가 있다. 말 그대로 '미친 회사들'이란 뜻인데, 주인공이 식품회사들이다. 임상영양학자인 저자 캐럴 사이먼태치 Carol Simontacchi는 이 책에서 가장 먼저 조제분유의 종아리를 걷어올린다.

"조제분유는 유아에게 적합하지 않은 식품입니다. 가장 큰 문제가 필수지방산이 결핍되어 있다는 점이지요. 지방산 균형이 좋지 않은 식품을 계속 먹게 되면 뇌의 발육이 지장을 받습니다. 뇌를 구성하는 가장 중요한 원료가 필수지방산이기 때문입니다. 그뿐만이 아닙니다. 필수아미노산과 각종 미네랄도 부족하고, 당분 조성도 모유와 크게 다르지요. 모체를 통해 제공되는 다양한 생리활성물질, 면역물질 등도 들어 있을 리 만무합니다. 우유로 만든 분유는 송아지에게 적합한 식품입니다. 유아에게는 모유를 먹여야 합니다. 연구는 뒷전이고 판매에만 열을 올리는 유아식 업체에게 '크레이지메이커상'을 시상하겠습니다."❷

최근 우리나라에서 불거진 분유 문제가 위생적 측면의 결함이라면, 미국의 전문가가 지적하는 문제는 영양적 측면의 결함이다. 여기서 주목해야 할 것은 전자보다 후자가 더 고질적이라는 사실이다. 위생 문제는 노력으로 해결할 수 있지만 영양 문제는 그렇게 간단히 접근할 수 있는 사안이 아니기 때문이다. 모유의 유효성분을 모두 이해하려면 천문학적인 비용과 시간이 소요될 것이라는 전문가들의 지적에 귀 기울일 필요가 있다.

더욱이 모유와 조제분유를 저울질하는 데에 위생적·영양적 잣대만 있는 것이 아니다. 조제분유라는 아이콘으로는 엄마와 아기가 나누는 '고품질의 정서적 가치'는 도저히 설명할 수 없다. 이유離乳 뒤의 산모 건강이라든가 젖병을 사용할 때 생길 수 있는 환경호르몬 문제까지 거론하면 너무 시시콜콜해진다. 결론은 결국 '모유를 먹이라'는 메시지로 수렴할 수밖에 없는데.

30 대 70. 우리나라 모유 수유의 현주소다. 모유 수유가 30퍼센트 안팎에 불과하다. 조제분유의 위세에 크게 압도되어 있는 것이다. 최근 들어 모유 수유율이 다소 증가하는 경향을 보이곤 있지만, 서양에 비하면 아직 턱없이 낮은 수준이다. 장기적으로는 더 비관적인 전망이 우세하다. 해법은 없을까. 분명한 것은 모유의 가치를 몰라서 분유를 찾는 것이 아니라는 점이다. 모유 수유를 위한 '정신적 인프라'가 부족해서다. 사회 전체가 함께 풀어야 할 숙제라는 뜻이다.

진화하는 식품 유해성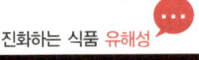

노로바이러스보다
무서운 것

  1968년 어느 날, 미국 오하이오주 노워크시의 한 작은 초등학교. 전체 인원의 절반이 넘는 100여 명의 어린이와 교사가 갑자기 구토와 설사 증상을 보이며 쓰러졌다. 곧이어 환자들의 가족에게서도 3명 가운데 1명꼴로 같은 증상이 나타났다. 식중독인 것만은 확실했지만 원인균을 찾아낼 수 없었다. 4년 뒤인 1972년, 균의 정체가 밝혀진다. 공 모양의 작은 바이러스. 최초로 발견된 도시의 이름을 따서 '노로바이러스'라고 이름 지었다.❶

  이 노로바이러스는 원산지가 미국인 것만은 분명하다. 하지만 미국만의 전유물이 아니었다. 얼마 전 우리나라 수도권 지역을 강타한 대규모 학교 급식 사고도 이 바이러스의 소행으로 밝혀졌다. 사상 최대의 식중독 사고라고 언론들이 대서특필하면서 이 미생물의 유명세가

하늘을 찌를 듯했다.❷ '사후약방문'이라는 비난을 면하기 어렵지만 늦게나마 대책이 수립된 것은 다행이다. 덕분에 학교 급식 문제가 근본적으로 재검토된다면 노로바이러스는 무조건 손가락질 받을 대상만은 아닌지도 모른다.

그런데 이 사건을 보면서 한 가지 생각해볼 점이 있다. 학교 급식 문제가 식중독과 같은 위생적인 측면에만 국한하는가? 그곳에는 위생만으로는 설명할 수 없는 또 다른 고민거리가 있다. '영양 불균형'이나 '유해물질 남용' 따위의 영양·화학적인 문제가 바로 그것이다. 오늘날 학교 급식이 영양적으로 지탄받는 까닭은 저급한 식자재를 사용하는 데에 있다. 정제식품, 인스턴트식품, 수입식품 등이 급식의 근간을 이루는 탓이다. 또 유해물질 논란은 나쁜 지방과 식품첨가물의 남용에서 비롯된다. 트랜스지방산, 인공조미료, 향료, 색소, 보존료 등으로 인한 잡음이 그 예다. 이런 물질들은 자체적으로도 유해하지만 어린 학생들의 미각을 왜곡시킨다는 점에서도 깊이 경계해야 할 대상이다.

식중독은 폐해가 단기간에 나타난다. 그래서 위험성을 절박하게 느낀다. 하지만 영양·화학적인 문제는 여간해서 표시가 나지 않는다. 서서히 학생들의 몸과 마음을 해친다. 그 유해성이 어떤 병증으로 나타났을 때는 이미 돌이킬 수 없는 상태가 된다. 식중독 문제가 '속효성 폐해'라면 영양·화학적인 문제는 '지효성 폐해'다. 건강관리 면에서는 후자가 전자보다 훨씬 더 무섭다.

얼마 전 교육인적자원부가 초·중·고교생의 신체검사 결과를 발표했다. 10년 전에 비해 학생들의 체격은 커졌지만, 체력은 크게 약해진 것으로 나타났다.❸ 시력이 나빠졌고 피부질환이 증가했다는 대목도 눈길을 끈다. 이러한 건강 지표들이 식생활과 깊은 관련을 맺고 있음은 두말할 나위가 없다.

부산을 중심으로 한 영남지역 일대에 다소 이색적인 단체가 있다. 유치원 원장들의 모임인 이 단체는 앞으로 학교 급식이 나아가야 할 방향을 제시한다. 가공식품은 일절 금하고 100퍼센트 유기농 식자재만을 이용해 식단을 짠다는 것이 그들의 수칙이다. 현미밥에 김치, 된장국이 기본 식단이고, 간식은 고구마나 감자, 떡, 과일 등의 자연식품이다. 이런 밥상을 받는 아이들은 얼마나 행복할까. 그 아이들이 자라면 나라도 행복해질 것이다.

식품위생은 무슨 일이 있어도 달성해야 할 절체절명의 과제다. 하지만 급식에는 식중독균만큼이나 무서운 또 다른 위험요소가 있다. 그 위험은 우리가 쉽게 알 수 없기에 훨씬 심각하다.

진화하는 식품 유해성

'신의 물방울'에 숨은 허물

 '이건 단순한 술이 아니다!' 한 회식 자리에서 일본인 남매 두 사람은 그만 넋을 잃어버린다. 루비를 녹인 듯한 심홍색 액체, 그 황홀한 맛! 유리 용기에는 '로마네 콩티 에세조 1985'라는 라벨이 붙어 있었다. 프랑스 부르고뉴의 고급 와인이다. 두 사람은 순식간에 와인의 포로가 된다. 그리고 책을 낸다. 우리나라 서점가에서도 한동안 소문이 자자했던 성인만화 《신의 물방울》이야기다. ❶

 《신의 물방울》은 와인업계에 몸담고 있는 사람에겐 복음서다. 난데없이 와인 열풍을 불러왔기 때문이다. '와인' 하면 샹들리에가 드리워진 고급 레스토랑에서나 어울리는 술이 아니던가. 그러나 요즘은 동네 삼겹살집에서도 와인 병을 기울이는 모습이 종종 목격되곤 한다. 대형 할인마트는 물론, 서민 아파트 주변의 슈퍼마켓에도 와인 코너가 들어섰다.

국민이 와인에 더 많은 관심을 갖는 것은 나쁜 일은 아니다. 최소한 건강 측면에서는 그렇다. 다양한 천연 항산화 물질, 풍부한 비타민·미네랄 등이 와인의 트레이드마크니까. 그 성분들이 우리 몸 안에서 여러 유익한 작용을 할 테니까. 식생활이 비교적 자유로운 프랑스인들이 살찌지 않고 건강하다는 이른바 '프렌치 패러독스'도 와인과 깊은 관계가 있다고 하지 않는가. 슬로푸드의 나라 이탈리아에서는 와인이 빠진 건강 식단은 생각해볼 수 없을 정도다.

그렇다면 와인은 이처럼 늘 친건강적인 수식어만 어울리는, 말 그대로 '신의 물방울'인 것일까? 유감스럽게도 그렇지 않다. 와인에도 허물이 있다. 이렇게 말하면 누구든 쉽게 '와인=술'이라는 등식을 떠올릴 것이다. 맞다. 와인은 어디까지나 술이다. 아무리 건강 개념을 표방한다 해도 술이 갖는 한계를 벗어날 수는 없다. '하루에 한두 잔'이라는 단서가 꼭 따라붙는 것이 그래서다.

하지만 '와인은 술'이라는 한계는 어찌 보면 허물이 아닐지도 모른다. 누구나 인지하는 문제는 더 이상 문제가 아닐 테니 말이다. 와인에는 정작 지탄받아야 할 고약한 허물이 하나 있다. 그것은 주머니 속의 송곳처럼 숨어 있기에 더욱 고약해 보인다. 와인 병의 뒤에 붙어 있는 라벨을 살펴보자. '무수아황산'이라는 표기가 있다. 경우에 따라 '이산화황'이라고도 표기된다. 식품첨가물이라고 설명돼 있다. 이 물질은 무엇인가. 또 왜 사용하는 것인가?

와인은 발효 산물이다. 발효에 관여하는 미생물들은 종류가 수없이 많다. 그중에는 발효에 악영향을 미치는 놈들도 있기 마련. 이런 나쁜 미생물이 득세하면 발효가 원하는 대로 이루어지지 않는다. 설령 이루어진다 해도 불량 와인이 될 수밖에 없다. 이 무질서를 평정하는 것이 아황산이다. 아황산의 강력한 항균력이 불순한 미생물의 발호跋扈를 막는다. 또 발효가 끝난 뒤에도 일정한 품질을 유지하도록 감독한다.

　문제는 와인을 통해 그 아황산 성분이 우리 몸에 들어왔을 때다. 미생물을 호령하는 물질인 만큼 조용히 있을 리 없다. 인체 세포에도 같은 방법으로 압박을 가할 것이다. 실제로 두드러기, 호흡곤란, 현기증 등을 유발할 수 있다는 보고가 있다. 특히 천식 환자나 천식의 병력이 있는 사람에게는 치명적인 결과를 빚을 수 있다.❷

　"와인은 인생을 행복하게 만드는 도구!" 세계적인 와인평론가 로버트 파커Robert M. Parker, Jr.의 칭송이다. 맞는 말이다. 와인은 훌륭한 식품임에 틀림없다. 그러나 완벽한 식품은 아니다. 와인업계는 와인 열풍이 분다고 샴페인만 터뜨리고 있을 때가 아니다. 하루빨리 '주머니 속의 송곳'을 빼내야 한다.

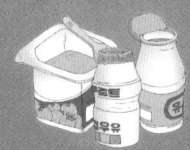

- 밥이 '비만식품' 이라고요?
- 올리고당의 이상한 질주
- '생들기름'을 찾아라
- 튀김유에는 포도씨유가 좋다고?
- 들깨와 과메기의 부드러운 카리스마
- 요구르트가 해결사
- 우리 집 오븐은 괜찮은가?
- 불완전한 '식품완전표시제'
- 부엌의 전자파 폭력

07_ 알아야 산다

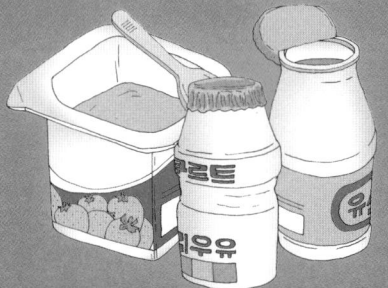

> 알아야 산다

밥이 '비만식품' 이라고요?

참 애처로울 것이다. 비만 때문에 어린 자녀의 밥그릇을 빼앗아야 한다면 말이다. 얼마 전 한 TV 아침 프로그램에 초등학생 3명이 소개됐다. 모두 소아비만 증상을 보이는 아이들이었다. 재미있는 것은 이 아이들이 군것질을 거의 하지 않는다는 사실이었다. 패스트푸드도 좋아하지 않는다고 했다.❶ 그런데 왜 어린 나이에 살이 찌는 것일까?

인터뷰를 하는 전문가들은 그 원인을 밥에서 찾고 있었다. 밥을 너무 많이 먹기 때문이라는 것이다. 아이들이 식사하는 모습을 보니 과연, 밥 한 그릇으로는 도저히 양이 차지 않는다는 표정이었다. 그날, 이 프로그램을 시청한 이들은 한동안 혼란에 휩싸였을 것이다. 밥이 그럼 비만식품이란 말인가? 밥 하면 동양인에게는 단순한 음식 이상의 의미를 지닌다. 좀 많이 먹기로서니 그렇게 살이 찐다는 말인가.

캐나다 토론토대학의 데이비드 젠킨스$^{David\ Jenkins}$ 박사가 고안한 '당지수^{GI}' 이론으로 이 문제를 분석해보자. 식품의 당지수는 보통 0에서 100 사이의 숫자로 표시된다. 이 값이 높으면 '고당지수 식품', 낮으면 '저당지수 식품'으로 분류한다. 비만의 원인이 되는 쪽은 고당지수 식품이다. 밥의 당지수는 얼마일까. 흰쌀밥의 경우 80을 훌쩍 뛰어넘는다.❷ 꽤 높은 값이다. 그렇다면 역시 밥은 비만식품인가?

여기서 생각해봐야 할 것이 있다. 밥 먹을 때 그냥 맨밥만 먹느냐는 점이다. 그렇지 않다. 특별한 경우 말고는 반찬과 함께 먹는다. 이 사실이 무척 중요하다. 왜냐하면 반찬도 당지수의 결정 인자로서 톡톡히 한 목소리를 내기 때문이다. 예를 들어 밥 한 숟가락을 떠서 김치를 올려놓고 씹어 삼킨 경우를 생각해보자. 이때 우리 몸이 느끼는 당지수는 얼마일까. 밥과 김치가 각각 갖는 당지수의 중간 어느 선에서 결정될 것이다. 김치를 비롯한 채소류는 대표적인 저당지수 식품. 그렇다면 애초 밥의 당지수보다 크게 내려간다는 이야기다. 당지수 이론의 권위자인 오스트레일리아 시드니대학 제니 밀러$^{Jennie\ B.\ Miller}$ 교수가 "고당지수 식품을 먹을 때는 섬유질이 풍부한 저당지수 식품과 함께 먹는 것이 중요하다"고 말한 이유다.❸

이 이론을 좀 더 넓혀보자. 밥의 당지수에 영향을 미치는 것이 반찬뿐일까. 생각해보면 꽤 많음을 알 수 있다. 빼놓을 수 없는 것이 콩이다. 콩류는 당지수가 낮은 식품군으로 유명하다. 콩을 섞어 지은 콩밥은 당연히 흰밥보다는 당지수가 낮다. 그뿐만이 아니다. 보리쌀이나 좁쌀 등을 섞은 잡곡밥도 흰밥보다는 훨씬 유리할 것이다. 혼식의 중요성은 보릿고개가 사라진 오늘날에도 여전히 유효하다는 이야기다.

밥의 당지수를 낮추는 가장 확실한 방법은 뭐니 뭐니 해도 현미밥으로 먹는 것이다. 현미의 당지수가 60 이하라는 사실을 알면 더 이상의 설명이 필요 없어진다. ❹ 현미밥은 맨밥으로 먹더라도 비만 걱정이 없다는 뜻이다. 쌀눈에 들어 있는 풍부한 영양분 외에, 현미는 또 다른 비밀스러운 선물을 가지고 있었던 것이다.

TV 프로그램에서 소아비만 이야기를 다룬 것은 시의 적절했다. 그만큼 어린이의 과체중 문제가 심각한 상황이다. 그 원인을 밥에서 찾은 것도 옳다고 본다. 그러나 아쉬움이 남는 것은 왜일까.

밥을 좋아하는 것 자체가 나쁜 것이 아니다. 밥을 좀 많이 먹더라도 제대로만 먹으면 괜찮다. 그것은 현미밥을, 혼식으로, 김치나 나물 종류와 함께 먹는 것이다. TV에 잠깐 비친 아이들의 밥이 하나같이 흰밥이었다는 점, 또 밥상 위에 채소류 반찬이 보이지 않았다는 점 등을 생각하면 더욱 그렇다.

문득 프랑스의 잠언 한 구절이 떠오른다. "먹는 것은 본능이지만, 제대로 먹는 것은 기술"이라고 했다. 이제야 그 말이 의미하는 바를 알 듯하다.

향기 나는 쌀을 아시나요?

'당뇨쌀'이라고 들어본 적 있는지? 당뇨병 환자에게 적합한 쌀이라는 뜻이다. 대표적인 것이 인도에서 주로 생산되는 '바스마티쌀'이다. 로맨틱한 듯 독특한 향을 내는 점이 특징이다. 낟알이 길쭉하고, 밥을 하면 차지지 않아 입 안에서 퍼석퍼석한 느낌을 준다. 이렇게 설명하면 벌써 고개를 끄덕이는 분들이 있을 것이다. 그렇다. 동남아 지역에서 자주 접하는 쌀이다. 이 쌀을 '당뇨쌀'이라고 부르는 까닭은 당지수가 낮기 때문이다. 보통 60 안팎으로 조사돼 있다.❺ 그렇다고 이 지역에서 유통되는 쌀이 모두 당뇨쌀이라고 생각했다가는 큰코다친다. 타이에서 주로 생산되는 '자스민쌀'이라는 것도 있는데, 외관은 비슷하게 생겼지만 정반대다. 당지수가 100 가까이 되는 것으로 조사돼 있다.❻ 우리가 주로 먹는 '추청'이라는 쌀은 당지수가 80선이니 중간쯤 되는 셈이다. 밥을 무척 좋아하지만 다이어트를 해야 할 분이라면 바스마티쌀을 이용하는 것도 한 방법일 것이다. 하긴 농촌진흥청이 얼마 전 '다이어트쌀'을 개발했다는 이야기도 들리니 굳이 바다 건너의 쌀을 넘볼 이유가 없을 듯도 싶다. 기능성 쌀 시대가 열리려나?

알아야 산다

올리고당의 이상한 질주

경기 일산에 사는 주부 이아무개(39) 씨는 올리고당 애용자다. 가족 중에 건강 문제로 특별히 신경을 써야 할 사람은 없지만, 왠지 설탕은 이용하기가 꺼림칙하다. 그렇다고 단맛과 담을 쌓을 수는 없는 일. 꽤 오래전에 시식용 올리고당 제품을 맛본 뒤, 그 담백한 단맛에 젖어들게 됐다. 이젠 초등학생인 자녀들도 간식을 먹을 때면 으레 올리고당을 곁들인다. 최근엔 우유에까지 올리고당을 넣어서 먹을 정도로 발전했다. 하지만 이 씨는 이런 모습에 전혀 거부감을 느끼지 않는다. "칼로리 걱정 뚝! 차세대 신개념 당류, 올리고당"이라는 광고 문구가 아직도 기억에 생생해서다.

이 씨의 선택은 옳은 것일까. 이 질문에 답하기 위해서는 올리고당에 대한 약간의 상식이 필요하다. 당은 당이지만 분자 크기가 조금 큰

당, 그래서 단맛이 약간 떨어지는 당. 올리고당의 신상명세서다. 우리가 잘 알고 있는 포도당이나 과당은 흔히 단당류라 부른다. 분자가 1개로 이루어졌기 때문이다. 단당류 2개가 결합해 크기가 약 두 배로 커진 당은 이당류다. 이당류를 대표하는 것이 설탕이다. 이당류보다 크기가 더 커지면? 그렇다. 그게 바로 올리고당이다. 보통 3개에서 7개 정도의 당 분자가 결합해 하나의 당을 이룬다. 이름하여 다당류다.

이처럼 당 여러 개가 결합해 크기가 커지면 체내에서 다소 색다르게 행동한다. 대표적인 특징이 소화기관의 효소에 쉽게 반응하지 않는다는 점이다. 그래서 소화가 잘 되지 않는다. 이 '소화가 잘 되지 않는다'는 사실이 생리학적으로 다양한 의미를 지닌다. 열량이 적다는 점, 혈당치를 덜 올린다는 점, 장내 미생물의 먹이가 될 수 있다는 점, 충치의 우려가 적다는 점 등이 그것이다.❶

이와 같은 올리고당의 특징은 일반 당류에서는 찾아볼 수 없는 매력 포인트라 할 만하다. 업체들이 이런 호재를 놓칠 리 없다. 올리고당에 당장 '웰빙 당'이라는 견장이 붙여진다. 마케팅은 순풍에 돛을 단다. 하지만 이상한 것은 건강 전문가들의 사전엔 올리고당이 올라 있지 않다는 사실이다. 탁월한 기능을 지녔음에도 여전히 의붓자식 신세다. 신뢰할 수 있는 전문가는 올리고당을 설탕 대신 먹으라고 충고하지 않는다. 왜일까.

올리고당은 자연계에도 존재하는 당류다. 그러나 극히 적은 양만 존재한다. 시중에서 판매하는 양산 제품은 인위적인 조작으로 만들어진 공산품이다. 인체는 이런 '비자연 물질'을 접할 기회가 많지 않았다. 이 사실은 부작용을 유발할 수 있음을 암시한다. 과량 섭취했을 때 생기는 소화기능 저해 문제, 이를테면 설사 같은 것이 그 예다. ❷

올리고당에는 또 하나의 아킬레스건이 있다. 바로 정제당이라는 사실이다. 잘 소화되지 않는 탄수화물 덩어리일 뿐, 올리고당에 비타민이나 미네랄 같은 영양분이 들어 있을 리 만무다. 인체는 이런 순수한 당 식품을 처리하기에 적합하지 않다.

아울러 아직 베일에 가려져 있는 점이 많다는 사실도 짚고 넘어가야 한다. 올리고당은 학자들에 따라 정의가 조금씩 다르고 기능에도 논란의 여지가 많다. 앞으로 새로운 유해성이 불거질 가능성도 있다. 또 시판되는 올리고당 제품에는 올리고당만 들어 있는 것이 아니다. 대개 포도당이나 과당 따위의 일반 단당류가 더 많이 들어 있다. 정상적인 식생활을 하는 사람은 굳이 먹을 필요가 없는 당이다.

알아야 산다

'생들기름'을 찾아라

칼의 양쪽에 날을 내면 '양날의 칼'이 된다. 칼이 유일한 무기였던 시절, 이 양날의 칼은 괴력을 발휘했을 것이 틀림없다. 아무 쪽으로나 내리쳐도 살상 효과를 낼 수 있었을 테니 말이다. 그러나 이런 칼은 조심해서 사용해야 한다. 자칫 잘못 휘두르면 자신을 벨 수도 있기 때문이다.

우리가 아무 생각 없이 먹고 있는 기름, 그중에도 특히 '들기름'이 바로 이런 양날의 칼이 아닐까. 정성 들여 짠 신선한 들기름은 우리 몸을 지켜준다. 천금 같은 오메가-3지방산을 비롯해 많은 영양물질들이 풍부하게 들어 있기 때문이다. 하지만 이 기름은 높은 온도에 접촉하게 되면 흉물로 돌변한다. 그 많던 유익한 물질들은 신기루처럼 사라지고, 대신 유해물질의 대명사인 트랜스지방산, 활성산소, 과산화물,

알데히드 화합물, 환경오염물질 따위가 그 자리를 차지한다. 이렇게 타락한 들기름은 우리 몸을 보호하기는커녕 오히려 크게 해친다.

이런 상식에서 얼마 전 보건당국이 발표한 국내 식용유지 모니터링 결과를 보면 충격이 아닐 수 없다. 수십 가지 브랜드의 식용유지들에서 '벤조피렌'이라는 유해물질이 다량 검출됐는데, 그 가운데 들기름도 여섯 품목이나 끼어 있었던 것. 벤조피렌은 환경호르몬이자 발암의심물질이다. 이 물질은 보통 300℃가 넘는 고온에서 만들어진다.❶ 그렇다면, 이들 들기름도 그 정도의 높은 온도를 거쳤다는 이야기가 아닌가!

들기름은 자연이 동양인에게 선사한 위대한 선물이다. 서양 사람들에게는 아마인유를 주었다. 미국의 지방 연구가인 안 기틀만$^{Ann\ L.\ Gittleman}$ 박사는 아마인유를 '액체금$^{liquid\ gold}$'이라 부른다.❷ 들기름도 뒤지지 않으니 당연히 같은 이름으로 부를 수 있을 터다. 단, 한 가지 조건은 '신선할 때'에 한해서다. 유감스럽게도 두 기름은 열을 참지 못한다. 식용유지 가운데 고온에 가장 취약하다. 오메가-3지방산이 풍부한 기름의 숙명이다. 가열하는 순간 '액체금'은 '독극물'로 돌변한다.

"온도를 올려야 기름이 더 잘 짜져요. 맛도 고소해지고 색깔도 더 진해져서 잘 팔리거든요." 언론의 추궁을 받은 한 제유업자의 변명이다. 이런 목적이 과연 '액체금'을 포기해야 할 정도의 가치를 지닌 것일까. 착유기의 온도가 올라갈 때 기름에 어떤 일이 벌어지는지 그들은 정말 몰랐을까. 알고 있었다면 '양심불량' 이고, 몰랐다면 '직무유기' 다.

벤조피렌이 만들어진 들기름은 더 이상 들기름이 아니다. 그 속에는 벤조피렌뿐 아니라 수많은 유해물질들이 득실거린다. 들기름의 탈을 쓴 그런 불량 기름들, 이젠 더 이상 발붙이지 못하도록 해야 한다.

그러기 위해서는 추상같은 대책이 절실할 터인데, 보건당국은 오히려 업체들에게 면죄부를 주는 느낌이다. 검출된 벤조피렌의 양이 인체에 해로운 정도는 아니라는 것이다. 차라리 적발하지 않는 쪽이 좋지 않았을까. '벤조피렌 들기름' 을 계속 생산하라고 권장하는 꼴이다.

결국 모든 책임은 소비자 각자의 몫이다. 방법은 있다. 제대로 된 들기름을 선택하는 것이다. 일단 색깔이 연하고 맛이 덜 고소한 제품을 택하는 쪽이 일책일 수 있다. 하지만 소극적인 방법이 될 것이다. 더 적극적인 방법은 없을까? '생들기름' 을 찾으시라. 들깨를 볶지도 않고 낮은 온도에서 짠 생들기름이 정답이다.❸ 시판도 되고 있다. 그런 들기름이야말로 진정한 '액체금' 이다.

알아야 산다

튀김유에는 포도씨유가 좋다고?

튀김용 기름으로 좋은 것은 무엇일까. 단순히 내열성 측면에서만 보면 동물성 지방이나 팜유를 들 수 있다. 포화지방 비율이 높아 열 안정성이 좋다는 이유에서다. 그러나 가정에서 이런 기름을 쓰는 경우는 거의 없다. 취급하기가 무척 불편한 데다 포화지방 하면 일종의 알레르기 반응 같은 것을 느끼기 때문이다. 그래서 내열성은 좀 떨어지더라도 식물성 액상유를 쓰게 된다. 액상유에 불포화지방 비율이 높다는 것은 상식 중의 상식이다.

식물성 액상유 가운데서도 요즘 각광을 받고 있는 기름이 포도씨유다. 특히 튀김유로 많이 권장되는 듯하다. 이유는 발연점이 높다는 점 때문. 발연점이란 기름을 가열할 때 연기가 발생하기 시작하는 온도를 말한다. 이 온도가 높을수록 내열성이 좋다고 보는 것이다. 포도씨유의 경우 대체로 210℃를 웃도는 것으로 조사돼 있다. 같은 식물성 기름이지만 올리브유는 150℃ 이하다.❶ '튀김에는 포도씨유, 무침에는 올리브유'라는 상식이 무리 없이 통용되는 이유다.

그렇다면 해외에서는 어떨까. 유감스럽게도 지방 전문가들 사이에서는 다른 목소리가 나오고 있다. "나라면 튀김유로 올리브유를 쓰겠어요. 포도씨유나 대두유 같은 기름은 샐러드 요리에 더 적합하지요." 미국 미네소타대학 사리 샐러니 $^{Saari\ Csallany}$ 교수의 설명이다.❷ 완전히 상반된 이야기가 아닌가?

식용유의 내열성을 판별하는 데에는 두 관점이 있다. 물리적인 측면과 화학적인 측면이다. 연기가 나기 시작하는 '발연점'이 눈에 보이는 물리적 측면이라면, 가열에 의한 '지방 분자의 산패^{酸敗}'는 눈에 보이지 않는 화학적 측면이다. 어느 쪽을 중시할 것인가. 당연히 후자인 화학적 측면이다. 유해물질들이 더 많이 만들어져서다.

가열에 의한 '지방 분자의 산패' 이론을 이해하기 위해서는 다소의 전문 지식이 필요하다. 두 기름의 지방산 조성을 보자. 올리브유는 단일불포화지방산(이중결합 1개)이, 포도씨유는 복합불포화지방산(이중결합 2개 이상)이 각각 주류를 이루고 있다. 내열성, 즉 가열에 대한 안정성은 '이중결합'의 수효에 의해 좌우된다. 이중결합이 많을수록 불안정하다. 이중결합이란 지방산 분자 사슬에서 느슨하게 연결된 부위를 말한다.

그렇다면 포도씨유가 열에 더 취약할 것임은 불을 보듯 뻔한 일. 실제로 올리브유보다는 포도씨유가 튀김 과정 중에 더 많은 화학변화를 일으킨다. 이 말은 곧 포도씨유가 유해물질을 더 많이 만든다는 뜻이다. 샐러니 교수의 설명은 이 이론에 근거를 두고 있다.

기름이 고온에서 만드는 유해물질은 크게 세 가지다. 트랜스지방산, 활성산소, 과산화물. 여기서 트랜스지방산과 활성산소는 익히 알려져 있는 유해물질이다. 그럼 과산화물은 무엇일까?

얼마 전에 한 언론이 국내 외식업체들의 튀김용 기름에 대해 취재한 적이 있다. 튀김용 기름에는 수없이 많은 유해물질이 다양하게 만들어지는데, 가장 해로운 것 중의 하나로 'HNE'라는 물질이 지목됐다.❸ 이 물질은 최근에서야 출생신고를 했기 때문에 아직 정식 이름도 없다. '4-hydroxy-trans-2-nonenal'이라는 복잡한 화학명을 줄여서 그냥 HNE라고 부른다. 이 물질이 바로 과산화물의 맏형 격인 놈이다. 심혈관 질환, 치매, 간질환, 암 등을 일으킨다고 해서 학자들이 바짝 긴장하는 물질이다.

"리놀산이 많은 식용유지는 되도록 가열하지 말아야 합니다. 그런 기름들이 HNE를 많이 만들거든요." 샐러니 교수의 지적이다.❹ 리놀산은 이중결합이 2개인 복합불포화지방산이다. 이 지방산은 포도씨유, 대두유, 옥수수기름 등에 많이 들어 있다. 특히 포도씨유에 많다.❺ 반면, 올리브유에 많이 들어 있는 지방산은 올레인산이다. 올레인산은 이중결합이 1개이기 때문에 비교적 열 안정성이 높다.

올리브유가 좋은가, 포도씨유가 좋은가. 튀김유라면 올리브유 쪽

손을 들어주고 싶다. 물론 올리브유가 안전하다는 이야기는 아니다. 올리브유는 고온에서 '엘라이드산' 이라는 유해물질을 만든다.❻ 대표적인 트랜스지방산이다. 하지만 포도씨유보다는 좀 낫다. 가장 좋은 것은 '튀김 식품은 먹지 않겠다' 는 각오다.

알아야 신다

들깨와 과메기의
부드러운 카리스마

'고급 손목시계 속의 모래알', '식품 수명은 길게 하고 소비자 수명은 짧게 하는 것', '식품업자는 무척 좋아하지만 건강 전문가는 무척 싫어하는 물질', '침묵의 살인자'.

모두 트랜스지방산을 두고 하는 말이다. 트랜스지방산의 악질적인 일면을 짐작하게 하는 풍자들이다. 지난 2006년부터 미국이 가공식품에 트랜스지방산 함량을 표시하도록 한 이후, 우리나라 언론들도 이 물질의 존재를 알리기 시작했다. 전문가들도 적극 가세했다. 덕분에 이 고약한 물질의 '발톱'이 상당 부분 노출된 듯하다. 그래서 이제 지방 문제 하면 누구든 트랜스지방산을 떠올리는데…….

"현대인들의 지방 섭취는 크게 잘못돼 있습니다. 필수지방산의 균형 섭취가 무엇보다 중요한데요, 현실은 그렇지 못하지요. 오메가-6

지방산은 넘치는 반면, 오메가-3지방산은 모자랍니다." 이른바 '오메가-3지방산 결핍론'이다. 미국에서 트랜스지방 문제를 최초로 공론화시킨 매리 에닉$^{Mary\ G.\ Enig}$ 박사의 설명이다.❶ 트랜스지방 외에 잘못된 점이 또 있다는 이야기다.

물론 이 오메가-3지방산 결핍론은 에닉 박사만 제기하는 주장은 아니다. 지방 연구가들은 약속이라도 한 듯 이구동성으로 '오메가-3지방산 섭취가 부족하다는 점'을 지적한다. 그 문제가 현대병의 또 다른 원인이라는 것이다. 왜 현대인들은 오메가-3지방산 부족에서 헤어나지 못하는 것일까?

오메가-6지방산과 오메가-3지방산은 필수지방산을 이루는 양대 산맥이다. 필수지방산이란 체내에서 만들어지지 않는 지방산. 그래서 반드시 음식을 통해 섭취해야만 한다는 것이 기본 상식이다. 두 지방산은 불포화지방산이란 공통점이 있지만, 안정성 면에서 큰 차이를 보인다. 오메가-3지방산이 오메가-6지방산에 비해 안정성이 크게 떨어진다. 이는 곧 오메가-3지방산이 작은 변화에도 더 쉽게 파괴된다는 이야기다. 이유는 오메가-3지방산이 분자 내에 느슨한 연결 고리, 즉 '이중결합'을 더 많이 가지고 있기 때문이다. 고온 처리 공정을 거치는 정제유나 가공식품의 경우, 오메가-6지방산은 제법 많이 남아있지만 오메가-3지방산은 좀처럼 찾아보기 힘든 것이 그런 연유다. 이 점이 바로 '오메가-3지방산 결핍론'의 근거인 것.

일반적으로 전문가들은 오메가-6지방산과 오메가-3지방산의 섭취

비율을 4:1 이하로 유지하도록 충고한다. 그러나 현대인의 식단을 보건대, 그 비율이 많게는 20:1까지 올라가 있는 것이 현실이다. 서양 문헌을 보면 알레르기, 비만, 암, 정서불안 등의 병리현상을 압착 아마인유 섭취로 개선시켰다는 기록이 심심찮게 등장한다. 아마인유에 무슨 효능이 있는가? 지방산의 약 60퍼센트가 오메가-3지방산이다. ❷

유감스러운 것은 우리나라에서는 아마亞麻가 재배되지 않는다는 점. 그러나 조물주는 공평하다. 아마에 버금가는 작물이 있다. 다름 아닌 들깨다. 오메가-3지방산에 대해서라면 들깨가 결코 아마씨에 뒤지지 않는다. 압착식 들기름, 그것도 가열하지 않고 짜낸 '생들기름'이라면 더 좋다. 물론 들깨를 그대로 씹어먹는 방법도 있다. 우리 몸의 세포들은 그 들깨의 부드러운 카리스마를 그리워하고 있다.

아울러 오메가-3 계열의 지방산이라면 빠뜨릴 수 없는 것이 등 푸른 생선이다. 그중에 압권은 역시 꽁치와 고등어. 이들 생선의 주산지인 포항의 구룡포는 '오메가-3지방산 펌프'와 같은 지역이다. 특히 꽁치를 바닷바람에 말리며 숙성시킨 과메기는 천혜의 오메가-3지방산 공급원이다. 요즘 과메기 인기에 힘입어 구룡포가 새로운 명소로 떠오르고 있다. 국민 건강 측면에서 대단히 고무적인 일이 아닐 수 없다.

과메기 정식에 곁들인 들기름 요리, 또는 매일매일 오물오물 씹어 삼키는 한 줌의 들깨. 21세기 최고의 식단이다. 그 식단 속에는 농어민을 생각하는 배려와 내 몸에 대한 봉사가 들어 있다.

알아야 산다

요구르트가 해결사

"아이들에게 우유를 먹여라. 미래를 위한 가장 좋은 투자다." 한 번 쯤은 들어봤음직한 말이다. 영국의 처칠이 한 말로 유명하다. 이 말 속에는 '우유는 완전식품'이란 은유가 진하게 배어 있다. 영양소가 고루 들어 있다는 뜻이다. 식품에 붙일 수 있는 최고의 찬사다.

오늘날 우유의 위상은 어떤가? 이 찬사는 여전히 유효한가? 그래서 부모들은 자녀에게 우유를 적극 권하는가?

우유가 완전식품이라는 데에는 일단 이의가 없는 듯하다. 그러나 많은 소비자들이 우유를 마실 때면 무슨 씻지 않은 과일을 먹기라도 하듯 찜찜해하는 경향이 있다. 이 우유에는 '그것'이 들어 있지 않을까 해서다. 여기서 말하는 '그것'은 바로 항생물질. 요즘에는 하나가 더 추가됐다. 성장호르몬까지 말이다. 사료에 이런 물질들이 마구 사용되니 필경 우유도 온전치 못할 거라고 짐작하는 것이다.

일리 있는 염려라고 치자. 그럼 이른바 '유기농 우유'는 괜찮지 않을까? 목초지에서 방목해 키운 소의 우유가 유기농 우유다. 이런 우유에는 항생제를 비롯한 이상한 물질이 들어 있지 않을 터다. 안타깝게도 이와 같은 청정우유라고 해서 전문가들의 고민을 완전히 해결해주지는 못한다. 물론 이 경우에는 항생제나 성장호르몬 따위와는 다른 문제가 있다. 그것이 바로 우유가 안고 있는 본원적인 고민이다.

사연은 이렇다. '유당^{lactose}'이라는 것이 있다. 우유에 들어 있는 당 성분이다. 고약하게도 이 당분은 '락타아제^{lactase}'라는 효소가 있어야만 몸 안에서 분해된다. 이 말은 락타아제가 분비되지 않는 사람은 유당을 대사시키지 못한다는 이야기다. 이런 사람을 가리켜 '유당불내증$^{lactose\ intolerance}$ 체질'이라고 한다. 이 체질인 사람이 우유를 먹으면 몸 안에서 여러 잡음이 발생한다. 이를테면 설사, 구토, 복통, 방귀, 부종 등이 그것. 흔히 알고 있는 알레르기와는 전혀 다른 병리 현상이다.❶

이런 잡음은 언뜻 희귀한 문제로 생각하기 쉽다. 그래서 '나와는 무관한 일'이라고 넘겨버리기 십상이다. 그러나 놀랍게도 당신이 동양인이라면 유당불내증 체질일 가능성이 90퍼센트 이상이다.❷ 우리나라 사람 거의 대부분이 이 문제를 안고 있다는 얘기다. 서양인은 10퍼센트 안팎에 불과하다. 그렇다면 우리에게는 우유가 완전식품이니 뭐니 하는 찬사가 공염불에 지나지 않는 걸까?

동양인들도 모유나 우유를 먹는 젖먹이일 때는 아무런 문제가 없다. 락타아제가 정상적으로 분비된다. 하지만 이유식을 먹기 시작하면서 이 효소의 분비가 크게 줄어든다. 이 현상은 나이가 들수록 더 심해지는 경향을 보인다. 굳이 방법을 찾는다면 우유를 조금씩 먹는 것이다. 적은 양인 경우에는 증상이 잘 나타나지 않기 때문이다. 좀 더 적극적인 방법은 없을까? 미국의 10대 영양학자로 꼽히는 안 기틀먼$^{Ann\ L.\ Gittleman}$ 박사의 설명에 답이 들어 있다.

"요구르트를 주목하세요. 의미 있는 식품입니다. 우유에 비해 유당 함량이 훨씬 적다는 특징이 있지요. 발효 과정에서 유당이 유산$^{lactic\ acid}$으로 변하기 때문이에요. 이때 신기한 일이 발생합니다. 유당 분해 효소인 락타아제가 저절로 만들어져요. 유산균들이 슬쩍 주고 가는 선물이죠. 그래서 요구르트는 유당불내증인 사람도 안심하고 먹을 수 있답니다."[3]

요즘 우유의 문제점을 지적하는 학자들이 부쩍 늘고 있다. 대체로 타당한 근거를 가진 주장들이다. 하지만 그런 점들 때문에 우유를 포기하기에는 그 영양적 가치가 너무나 아깝다. 문제가 있다면 해결하는 쪽으로 노력하는 것이 옳다고 본다. 되도록 유기농 우유를, 그것도 발효시켜 요구르트로 만들어먹는 것이 좋은 대안이다.

요구르트는 자연의 섭리에 순응하는 식품이다. 영양가를 보더라도 완전식품의 명성을 훼손하지 않는다. 다만 한 가지, 우리 주변에서 요구르트라는 이름으로 팔리는 일반 제품들은 좀 꺼려진다. 정제당이나 식품첨가물이 남용되기 때문이다. 담백한 '무첨가' 요구르트를 선택하자. '플레인 요구르트'라고도 한다. 그런 제품을 찾기가 쉽지 않다면 집에서 손수 만들어먹자. 어렵지 않다.

요구르트 만들기

준비물
- 요구르트 제조기 : 대당 3만 원에서 10만 원까지 다양하게 시판되고 있다.
- 우유 : 시판되는 일반 흰우유를 이용한다.
- 종균 : 유산균을 분양받는다(인터넷에서 분양해주는 사람을 쉽게 찾을 수 있는데, 번거로우면 시판되는 농후발효유 제품을 대신 써도 된다).

만드는 법
① 요구르트 제조기의 발효용기에 우유를 약 100ml씩 붓는다.
② 각 발효용기에 종균을 적당량 접종한다(농후발효유를 쓸 경우 약 20그램씩 넣음).
③ 우유와 종균이 완전히 섞이도록 잘 저어준다.
④ 전원을 연결하여 발효시킨다(6~7시간).

보관 및 종균 재사용
- 발효가 끝나면 발효용기를 꺼내 냉각시킨 뒤, 냉장고에 보관하며 먹는다.
- 달게 먹고 싶으면 조청이나 비정제설탕을 조금 섞어 먹는다.
- 만든 요구르트의 일부는 다음 요구르트를 만들 때 종균으로 사용한다.

알아야 산다

우리 집 오븐은 괜찮은가?

식품 전문가 3명이 TV에 출연했다. 일본의 한 지방 TV다. 사회자가 질문했다. "식품 가운데 가장 먹기 싫은 게 있다면 뭔지 한 가지씩만 말씀해주시겠습니까?" 전문가들이 차례로 답변한다. "첨가물로 만든 라면 수프입니다." "농약 잔류가 의심되는 마멀레이드입니다." "석면 오븐으로 구운 빵입니다."❶

첫 번째 답변자는 첨가물 업계에 오랜 기간 몸담았던 아베 쓰카사安部司, 두 번째는 환경운동가이자 농약 문제 전문가인 고와카 준이치小若順一, 세 번째는 유명 식품 저널리스트 군지 가즈오郡司和夫다. 여기서 라면 수프와 마멀레이드가 거론된 이유는 굳이 설명할 필요가 없을 것이다. 그런데 '석면 오븐'이란 무엇일까? 또 그것으로 구운 빵엔 어떤 문제가 있는가?

잠시 국내 뉴스를 살펴보자. 지난 2007년 벽두, 언론들은 일제히 이런 뉴스를 다뤘다. "서울 지하철 역사에서 인체에 치명적인 석면이 검출됐다. 총 17개 역사였다. 2호선이 가장 많았다. 특히 방배역에서는 천장 도포제의 석면 함유량이 15퍼센트에 달했다."

한편 한 언론은 얼마 전, 일본 석면대책회의 덴묘 요시오미天明佳臣 대표의 발언을 이렇게 전하고 있다. "석면 문제는 아시아 공통의 화두입니다. 유럽과 미국에서는 석면 사용이 금지돼 있죠. 그러나 아시아에서는 아직도 널리 사용되고 있어요. 일·한 양국이 제휴해서 앞으로 이 문제를 해결해나갔으면 좋겠습니다."❷

석면은 자연계에 존재하는 섬유질의 광물성 규산염을 총칭한다. 내구성이 뛰어나고 방음·절연·내진 등의 효과가 탁월해 건축 소재로 주목받아왔다. 그런데 이 소재에는 단열 기능까지 있다는 사실이 확인된다. 빵을 굽는 오븐에 사용해보니 단열재로 안성맞춤이었다. 이렇게 만들어진 것이 '석면 오븐'이다.

문제는 석면이 발암물질이라는 사실. 미국에서는 1급 발암물질로 분류하고 있다. 이 겁나는 소재가 오븐 안에서 조용히 있을 리가 없다. 빵을 굽는 온도는 보통 200℃ 안팎. 뜨겁게 달궈진 오븐 내부는 석면 입자들의 '축제장'으로 보면 된다. 그곳에서 춤추던 석면 입자들 중 일부는 기꺼이 빵 표면으로도 내려앉을 터다.

더욱 심각한 것은 오븐 내부의 석면 입자가 밖으로 튀어나오는 경우다. 머리카락 굵기의 5천분의 1에 불과한 미세 석면 가닥들은 제멋

대로 제빵실 안을 날아다닐 것이다. 그 가닥들이 작업자의 폐에 들어가 꽂히는 순간, 그들 몸에는 '시한폭탄'이 장착되는 셈이다. 짧게는 15년 길게는 50년 뒤, 그곳에서는 중피종 또는 폐암이라는 무서운 '폭탄'이 터질 수 있다.

  이 시나리오는 석면을 더 일찍 사용하기 시작한 일본에서 이미 현실화되고 있다. 2005년 11월 29일자 〈아사히신문〉의 기사 한 토막을 보자. "50년 이상 경력의 제빵기술자(68)가 숨졌다. 사인은 악성 중피종. 유족들은 오븐의 내부와 개폐부에 단열재로 사용한 석면 때문이라며 산재보험을 신청했다."❸

  다행스럽게도 요즘에는 오븐에 석면을 거의 쓰지 않는다. 유해성이 널리 알려졌기 때문이다. 문제는 기존에 만들어졌던 오븐들이다. 일본에서는 2005년 상반기까지 오븐에 석면을 사용했다고 한다. 그래서다. 우리 회사에서 쓰고 있는 오븐이 언제 만들어진 것인지 확인해 볼 필요가 있다. 또 내가 빵 애호가라면 단골 빵집의 오븐이 어떤 것인지도 알아봐야 한다. 홈베이커리를 즐기는 이는 가정의 오븐도 확인해야 함은 물론이다. 석면 오븐이라면 당장 바꿀 일이다.

알아야 산다

불완전한
'식품완전표시제'

감기에 걸리면 왜 밥맛이 없어지는 것일까? 가장 큰 이유는 코가 막혔기 때문이다. 일본의 맛 전문가인 하토리 유키오服部幸応 박사는 같은 음식이라도 코를 막고 먹으면 맛을 20퍼센트밖에 못 느낀다고 말한다.❶ 즉, 식품에 향기 성분이 있을 때와 없을 때의 맛 차이는 5배나 된다는 뜻이다. 이 사실은 오늘날 식품향료가 왜 그토록 남용되는지를 잘 설명한다. 패스트푸드를 포함한 대부분의 가공식품에는 빠짐없이 향료가 사용된다.

문제는 소비자들이 그 사실을 잘 모른다는 점. 자신은 결코 향료를 먹지 않는다고 믿는 사람이 적지 않다. 왜 그런 것일까. 제품에 '향료' 표기가 없기 때문이다. 표시되어 있지 않으니 사용했음을 알 턱이 없다. 이는 비단 향료만의 이야기가 아니다. 대부분의 식품첨가물들, 이를테면 유화제·팽창제·증점제·산도조절제 등의 경우도 표기되는 예가 극히 드물었다. 법이 그렇게 되어 있었기 때문이다.

그런데 이제는 상황이 좀 달라졌다. 지난 2006년 9월 8일부터 '식품완전표시제'가 전면 시행된 것이다. 식품완전표시제는 '첨가물을 포함한 모든 원료를 표기한다'는 원칙을 근본 사상으로 한다. 소비자의 알 권리 차원에서 시민단체가 이룬 가장 큰 개가다. 그렇다면 이제 소비자는 식품에 사용한 원료들을 모두 확인할 수 있게 됐을까?

유감스럽게도 그렇지 않다. 규정에 여전히 맹점이 숨어 있기 때문이다. 그 맹점은 마치 독버섯과 같다. 여건이 조성되면 슬금슬금 자라난다. 떳떳하지 못한 원료에 그 '독버섯'은 오아시스다. 좋은 은신처가 되어준다는 뜻이다. '완전표시 시대의 반역자', 그 맹점은 다음 7가지로 요약된다.❷

첫째, 어떤 첨가물은 이름을 굳이 기재할 필요가 없다. 정해진 용도명만 써주면 된다. 이를테면 인산나트륨을 산도조절제로 썼다고 치자. 그때는 단지 '산도조절제'라고만 표시해주면 된다. 두 가지든 세 가지든 산도조절제로 분류된 첨가물은 마음 놓고 쓸 수 있다.

둘째, '복합원재료'라는 개념이 도입됐다. 복합원재료란 두 가지 이상의 원료나 첨가물을 섞은 것. 여기에 사용된 물질들은 특별한 경우 외에는 표기 의무가 없다. 알리고 싶지 않은 첨가물이 있을 경우 악용될 가능성이 높다.

셋째, 반 * 제품에 들어 있는 첨가물도 특별히 많이 사용되지 않았다면 표기 의무가 면제된다. 소시지에 간장을 사용했다고 가정했을 때 간장 속의 보존료는 표시하지 않아도 된다. 역시 악용될 수 있는 규정이다.

넷째, 최종 제품에 남아 있지 않은 물질은 표시할 필요가 없다. 예를 들어 식품 제조 과정에서 염산을 원료로 사용했다고 치자. 중간에 알칼리로 중화시켜 염산이 남지 않는다면 기재 의무가 사라진다.

다섯째, 포장 크기가 작은 제품은 완전표시 원칙에서 예외다. 종전과 같이 5가지 원료명만 기재해주면 된다. 주머니에 넣고 다니는 사탕, 껌 등의 제품에 첨가물 표시가 보이지 않는가? 이 규정 때문이다.

여섯째, 이중포장 제품의 경우 '내內포장'에는 표시하지 않아도 된다. 낱개로 판매되는 소형 제품에 원료 표기가 없다면 이 규정의 적용을 받은 것이다. 그때는 '외外포장'을 보고 확인해야 한다.

일곱째, 즉석 제조 식품은 포장지에 표시할 필요가 없다. 대표적인 것이 베이커리 제품이다. 매장에서 직접 구워 만들기 때문에 첨가물을 표기하지 않아도 된다.

식품완전표시제는 시민단체들의 집요한 노력이 맺은 결실이다. 종전에 비해 소비자들은 더 많은 첨가물 정보를 얻을 것임이 틀림없다. 그에 따라 더 확실하게 선택권을 발휘할 수 있을 터다. 그러나 이처럼 여전히 맹점들이 존재한다는 사실이 뒤를 켕기게 한다. 만일 그 맹점이 악의적으로 사용된다면 식품완전표시제는 '빛 좋은 개살구'가 될 수도 있다. 이 시대는, 식품회사에는 양심을, 소비자에게는 '정보화된 선택informed choice'을 요구하고 있다.

알아야 산다

부엌의 전자파 폭력

'문명의 이기' 하면 떠오르는 것은? 사람마다 다를 것이다. 어떤 이는 자동차를 생각할 것이고, 어떤 이는 TV나 휴대전화를 생각할 것이다. 하지만 식품 전문가에게 묻는다면 한 가지로 수렴할 가능성이 크다. '전자레인지'라는, 둘째가라면 서러워할 문명의 이기가 있기에.

전자레인지의 고향은 당연히 패스트푸드의 나라 미국이다. 가정용으로 정식 출생신고를 한 것이 1960년대 후반께. 태어나자마자 '편리함'이라는 찬사를 자양분으로 무럭무럭 자랐다. 미국 가정 내 보급률이 1970년대 초에 1퍼센트였던 것이 1980년대 중반 들어 25퍼센트로 크게 는다.❶ 오늘날에는 몇 퍼센트나 될까. 거의 100퍼센트? 예상과는 달리 90퍼센트를 조금 넘는 수준이다. 그렇다면, 10퍼센트 가까운 가정엔 전자레인지가 없다는 이야기다. 얼마나 궁핍하기에 그 흔한 것 하나 들어놓지 못할까?

 그러나 그렇게 쉽게 생각할 일이 아니다. 미국에서 전자레인지를 쓰지 않는 가정이 있다면 그것은 아마 빈곤 때문이 아닐 것이다. 그들은 오히려 고소득층일 가능성이 크다. 지식인들일 것이기 때문이다.❷ 여기에 전자레인지가 숨기고 싶어 하는 치부가 들어 있다.

 일설에 따르면 전자레인지의 원래 고향은 미국이 아니라고 한다. 처음 아이디어가 태동한 곳은 나치 치하의 독일이었다는 것이다. 나치가 전쟁에 패함에 따라 이 아이디어는 옛 소련 쪽으로 넘어가게 된다. 하지만 소련은 전자레인지를 만들지 않았다. 소련의 과학자들이 극구 반대했기 때문이다.❸ 그들이 전자레인지 제작을 반대한 까닭은 무엇일까?

 이 질문에 대한 답은 훗날 미국의 과학자인 윌리엄 코프$^{William\ Kopp}$가 해준다. "음식을 전자레인지에 넣고 가열하면 우선 발암물질이 만들어질 수 있습니다. 각종 성분들이 비정상적으로 변하기 때문이죠. 또 여러 유용한 영양분들이 파괴되고 음식으로서 생명력을 잃게 됩니다. 이런 음식을 자주 먹게 되면 병약한 체질로 바뀌게 되죠. 굳이 먹는 음식 문제가 아니더라도 이와 같은 기계를 부엌에 놓고 돌리는 건 재고해야 합니다. 전자파 때문에 뇌나 신경 세포가 손상될 수도 있으니까요."❹

 이처럼 전자레인지의 유해성에 경종을 울리는 학자들은 그 밖에도 많다. 스위스의 한스 허텔$^{Hans\ Hertel}$ 박사는 "전자레인지로 가열한 음식을 먹으면 혈액의 헤모글로빈이 감소하고 나쁜 콜레스테롤이 증가한다"고 발표했다.❺ 또 미국 스탠퍼드대학 연구팀은 "모유를 전자레인지에 넣고 살짝 가열했는데도 면역기능이 약화되는 현상을 발견했다"고 보고하기도 했다.❻

이와 같은 주장은 최근 우리나라에서도 나오고 있어 흥미를 끈다. 물 연구가로 유명한 연세대 김현원 교수는 자신이 만든 알칼리수를 전자레인지에서 가열하지 말도록 주문한다. 전자파가 물의 치유 효능을 손상시킨다는 것이다.❼ 이 설명은 "음식을 전자레인지로 가열하면 생명을 키우는 힘인 '미러클 엔자임'이 파괴된다"고 주장하는 일본인 의학자 신야 히로미新谷弘実 교수의 견해와도 맥을 같이한다.❽

전자레인지는 현대인에게 그야말로 생필품 중의 생필품이다. 그런 기계에 웬 황당한 잡음인가? 가열 방식을 알면 납득이 간다. 전자레인지는 열을 이용해 음식을 조리하는 일반 가열 방식과 전혀 다르다. 1초에 수십억 회 운동 방향을 바꾸는 강력한 전자파를 발생시킴으로써 음식의 구성분자들을 마구 뒤흔든다.❾ 이때 순간적으로 열이 발생하고 온도가 빠르게 오르는 것이다. 음식이 만일 생명체라면 난데없이 몰매를 맞고 화병에 걸려 있는 꼴이라고 할까.

전자레인지는 음식을 가열하기에 적합하지 않은 기구다.❿ 그런 것으로 음식을 조리하는 일은 자연의 섭리에 위배되는 행위다. 물론 모든 전문가들이 전자레인지 유해론에 동의하는 것은 아니다. 일부 전문가는 전자레인지가 비교적 안전한 기구라며 오히려 유익한 점에 더 가치를 부여하기도 한다. 하지만 한 가지는 분명하다. 웰빙시대, 슬로푸드 철학에 동조하는 이들이 날로 늘어나는 이 시대에 전자레인지는 '배척물품 1호'임에 틀림없다. 안전성 여부를 떠나서 말이다.

식생활은 음식을 먹는 것만을 의미하지 않는다. 음식을 만드는 일도 식생활의 중요한 일부분이다. 음식을 천천히, 정성껏 만드는 일도 즐겨보자.

전자파도 자연의 것은 괜찮아

전자파라고 해서 다 나쁜 것은 아니다. 자연이 만드는 전자파는 오히려 더 좋다. 원적외선이 바로 그것이다. 음식을 조리할 때 원적외선을 많이 쬐어주면 속까지 고루 익을뿐더러 맛이 훨씬 좋아진다. 음식 성분들이 이상적인 조건에서 익기 때문이다. 우리에게 손쉽게 원적외선을 제공하는 것은 숯불이다. 흔히 사용하는 가스불에는 원적외선이 그다지 많지 않다. 가스불에서는 음식이 쉽게 타지만 숯불에서는 여간해서 타지 않는 이유가 여기에 있다. 일본의 요리 전문가인 하토리 유키오服部幸應의 실험이 원적외선의 효과를 잘 설명한다. 생선을 가스불에 구울 때 생선 표면의 온도가 400~500℃였고 중심부는 44℃였던 데 반해, 숯불에 구울 때는 생선 표면이 280℃였고 중심부는 98℃였다는 것이다.⑪ 원적외선은 인위적으로도 만들 수 있다. 세라믹 소재를 뜨겁게 달구면 나온다. 돌솥구이 고기가 덜 타고 더 맛있는 것이 그런 까닭이다. 중요한 것은 전자파에까지 '자연'과 '비자연'의 차이가 있다는 사실이다.

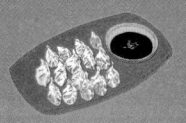

- '치외법권 지대'의 식품
- '농약만두', 강 건너 불인가?
- 수확 후 농약, '포스트 하비스트'
- 쌀독에서 건강 난다
- 푸드 마일리지

08_ 국경을 넘는 식품들

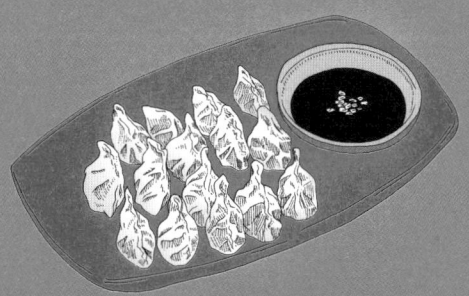

국경을 넘는 식품들

'치외법권 지대'의 식품

식품 공장에 이른바 '위생검사'라는 것이 있다. 감독관청이 정기적으로 순회하며 탈법행위를 감시하는 활동을 말한다. 이 위생검사를 받을 때면 공장의 모든 곳은 '차렷 상태'가 돼야 한다. 단속 공무원의 어떤 손길도 거부할 수 없기 때문이다.

한데 이때 단 한 군데 예외 장소가 있다. 다름 아닌 '수출용 제품 생산 현장'이다. 이곳에는 공무원이 절대로 접근하지 않는다. 어떤 간섭도 없다. 소비자가 자국민이 아니니 감독자로서도 밤 놔라 대추 놔라 할 까닭이 없을 것이다. 그야말로 식품 공장의 '치외법권 지대'라 이름 붙일 만한 곳이다.

이 사실은 우리에게 중요한 시사점 한 가지를 던져준다. 수출용 식품은 감독의 사각지대에서 만들어진다는 점이다. 이곳에서의 생산 활동은 전적으로 생산자의 재량에 달려 있다고 해도 과언이 아니다. 행여 그 생산자의 양심에 흠이 있다면, 당연히 제품에 그대로 투영될 것이다. "수출용 식품은 내수 제품에 비해 관리 규정이 사뭇 느슨하다"는 미국의 한 검역 관계자의 발언도 이 사실과 무관하지 않다.❶

국경을 넘는 식품에 어떤 흠이 있다면 수입검사 과정에서 적발되지 않을까? 물론 그럴 수 있다. 그러나 문제는 그 가능성이 극히 희박하다는 점이다. 가끔 언론을 통해 불거지는 수입식품 문제는 빙산의 일각이라고 보면 된다. 도둑 하나를 경관 열이 못 잡는다고, 불량식품을 검사해서 찾아낸다는 것은 생각처럼 쉬운 일이 아니다. "미국으로 수입되는 식품들 중 정식 검역 절차를 거치는 품목은 1.3퍼센트에 불과." AP통신이 전하는 기사의 한 토막이다.❷ 검사 시스템이 가장 앞서 있다는 미국의 경우에도 수입식품은 98.7퍼센트가 국경을 무사통과한다는 이야기다.

이 사실을 인정하고 나면 우리 주변에 넘치는 수많은 국적 불명의 식품들이 예사롭게 보이지 않을 터다. 가장 크게 우려되는 점이 원료 사용의 불투명성이다. 허가되지 않은 첨가물들이 사용됐을 가능성, 또는 허가된 물질이라도 불필요하게 남용됐을 가능성이 항상 존재한다. 인도·필리핀·캐나다 등지의 과자·빵, 벨기에의 두류가공품, 과테말라의 블랙베리, 페루의 할라피뇨, 중국의 냉동식품 등등. 얼마 전 미국식품의약국^{FDA}이 공개한 통관 보류 제품 리스트다.❸ 유해물질이 검출됐다는 것이 그 이유다.

이런 잡음이 미국만의 문제일까. 그렇지 않다는 것은 삼척동자도 안다. 우리나라의 국경을 넘어 들어오는 식품들도 크게 다르지 않다. 그 식품들 역시 사각지대에서 만들어질 가능성이 크다. 우리나라의 경우 특히 문제되는 것이 저개발국의 저가 제품들이다. 유감스럽게도 이런 제품은 주로 아이들이 접근하기 쉬운 매장으로 흘러들어간다. 어린 소비자들은 그 식품들이 어떻게 만들어지는지 관심이 없다. 그 식품들의 유해성은 그들에게 더 치명적인데 말이다.

불량 수입식품, 그것은 오늘날 식단의 황폐화를 부르는 또 다른 주범이다. 그 시장이 커질수록 국민건강지수는 낮아진다. 보건당국은 그 식품들의 상륙을 막기 위해, 소비자는 그 시장의 확대를 막기 위해 노력해야 한다.

국경을 넘는 식품들

'농약만두', 강 건너 불인가?

 실수일까, 고의일까? 섞인 것일까, 넣은 것일까? 2008년 초, 우리가 긴 설 연휴를 즐기고 있을 때, 이웃 나라 일본의 보건당국은 난해한 '퍼즐'을 놓고 씨름해야 했다. 퍼즐 출제자는 중국의 한 만두 회사. 당시 일본 열도를 공포의 도가니로 몰아넣었던 '농약만두' 사건을 두고 하는 말이다. 검출된 농약의 출처를 알아야 책임을 묻고 재발을 막을 수 있을 텐데, 그것이 묘연하다.

 일단 농약 성분의 정체는 확인이 됐다. '메타미도포스'라는 녀석이 먼저 적발됐고, 며칠 뒤에 '디클로르보스'라는 녀석도 끌려나왔다. 이 두 물질은 이름은 다르지만 공통점이 하나 있다. 탄소와 수소를 뼈대로 하는 분자 구조 안에 인(燐)이 들어 있다는 점. 그래서 화학자들은 이런 물질을 '유기인계 화합물'이라 부른다. 재미있는 것은 이 계열

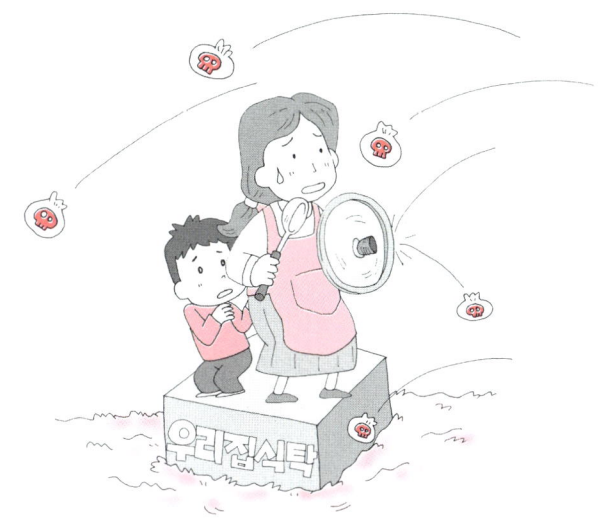

　의 화합물들이 대개 강력한 독성을 갖는다는 점이다. 이 사실을 일찍 간파한 독일의 화학회사 바이엘은 이 물질로 살충제를 만들어 큰돈을 벌었다.❶

　문제는 유기인계 화합물의 독성이 벌레만 노리지 않는다는 데 있다. 우리 몸의 세포도 마찬가지로 공격한다. 특히 정교한 신경전달체계를 교란함으로써 '신경독'을 야기한다. 이 독성은 워낙 강해 어린아이의 경우 0.5그램 정도만 먹어도 생명이 위험해질 수 있다는 보고가 있다.❷ 이런 겁나는 물질이 주식처럼 먹는 만두에 들어 있다니!

　경위야 어떻든 일본의 중국산 농약만두 사건은 우리에게 하나의 큰 물음표를 던진다. 일본이 어떤 나라인가. 식품 검사에 관한 한 자타가

인정하는 모범국 아닌가. 수입식품의 경우 '생산지에서 검역을 끝낸다'는 체제가 오래전에 확립됐다고 해서 우리의 부러움을 산 적이 있다. 그런 나라라면 이번 사건 정도는 사전에 너끈히 막을 수 있어야 하는 것 아닐까. 농약 성분이 기준보다 많게는 400배나 초과했다는 사실, 더욱이 포장지 겉 부분에까지 농약이 묻어 있었다는 사실 등을 어떻게 설명해야 할까?

"일본에서 유통되는 수입식품들 말이죠, 90퍼센트 이상이 검역 없이 통관된다고 봐야 해요. 표본검사에 의존하기 때문이죠. 또 나중에 불합격품이 있었다는 걸 알아도 현실적으로 회수하기가 어려운 경우가 많아요. 이미 시장에서 팔려버린 뒤거든요. 그 점도 큰 문제입니다." 일본의 식품 저널리스트 시나 레椎名玲의 설명이다.❸ 식품 안전이란 국가기관에 맡길 성질의 것이 아니라는 이야기다. 결국 책임자는 자기 자신일 수밖에 없다.

당시 중국과 일본 양국의 외교 문제로까지 비화했던 그 농약만두 사건은 사실 '강 건너 불'이 아니다. 우리나라에도 언제든 그런 유형의 황당한 식품이 상륙할 수 있다. 일본의 경우 중국산 식품 수입 규모가 우리 돈으로 연간 10조 원 정도인 것으로 알려져 있다. 우리나라는 약 4조 원 규모다. 인구를 감안하면 1인당 소비량이 얼추 비슷하지 않은가. 물론 중국산 식품에만 재갈을 물릴 수는 없겠지만.

20~30년 전까지만 해도 만두는 우리가 자랑하는 '엄마표 음식'의 상징이었다. 집집마다 만두를 직접 빚어 서로 나눠먹곤 했다. 그것이

만두를 즐기는 올바른 방법이다. 정 만두를 사 먹어야 할 입장이라면 잘 찾아보자. 믿을 만한 제품을 말이다. 다행히 우리 주변에는 양심적인 업체가 있고, 신뢰할 수 있는 식품 유통 조직도 있다. 웰빙 시대란 '자기 건강은 자기가 책임져야 하는 시대'다.

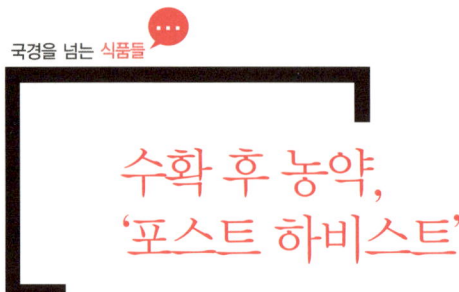

수확 후 농약, '포스트 하비스트'

두 사례를 비교해보자. ① 중국산 활어에서 '말라카이트 그린'이 검출됐다. ② 오스트레일리아산 밀에서 '클로르피리포스'가 검출됐다. 어느 쪽이 더 문제일까? 말라카이트 그린은 물고기 양식장에서 미생물 번식을 억제해주는 항균제다. 클로르피리포스는 곡류의 저장·운송 과정에서 벌레 발생을 막아주는 살충제다. 두 물질 모두 인체에 치명적이다.

보통 전자의 사례가 확인되면 언론들이 대서특필한다. 양식어류 기피 심리가 전국을 강타한다. 그런데 후자의 사례는 발생하더라도 언론에 전혀 보도되지 않는다. 수입 밀에 대한 경계심이 거의 일지 않는다. 왜 이런 차이가 있는 것일까.

농산물에 농약을 사용하는 방식을 보면 '포스트 하비스트*post-harvest*'

란 말이 나온다. '포스트'는 후(後)를 의미하고 '하비스트'는 수확을 가리킨다. 말 그대로 수확한 후에 농약을 뿌리는 것이다. 농산물을 먼 곳으로 운송할 때 발생할 수 있는 변질 문제를 방지하기 위해 국제적으로 공인된 농약 사용 방법이다. 밀 생산국에서 수출하기 전에 밀에 클로르피리포스를 살포하는 것은 포스트 하비스트의 일환인 만큼 불법이 아니다. 그러나 물고기 양식장에서 말라카이트 그린을 사용하는 것은 공인돼 있지 않다. 그래서 불법이다.

우리나라에서는 이 포스트 하비스트에 대한 규정이 두루뭉술하다. '포스트 하비스트 농산물'의 유통은 허용하되, 국내에서 직접 포스트 하비스트 처리하는 것은 금하고 있다. 꼭 필요한 경우에만 훈연 방식에 의한 포스트 하비스트를 제한적으로 허용하고 있을 뿐이다. 국산 농산물에는 족쇄를 채우고 수입 농산물에는 아량을 베푸는 모순이 연출되고 있다.

굳이 규정을 들먹이지 않더라도 포스트 하비스트는 반드시 피해야 할 구태 중 하나다. 재배 기간 중에 뿌린 일반 농약과는 사뭇 다르기 때문이다. 수확 전에 농약을 뿌리면 비바람에 씻기고 태양 광선에 중화돼 유해성이 크게 줄어든다. 그러나 수확 후의 농약은 밀폐된 공간에 머물다가 곧바로 소비자의 몸속으로 들어간다. 유해성이 훨씬 크다는 뜻이다.

얼마 전에 한 시민기자가 개미 실험을 통해 수입 밀가루의 독성을 직접 확인했다고 해서 화제가 된 적이 있다. 국산 밀가루에 넣은 개미는 멀쩡했지만 수입 밀가루에 넣은 개미는 곧 죽었다는 것이다.❶ 포스트 하비스트의 실상을 알리는 좋은 예다.

그렇다면 '유기농 수입 농산물'은 어떨까. 아무리 유기농 마크가 있다 하더라도 배를 타고 들어온 농산물은 경계해야 한다는 것이 정설이다. 거의 대부분 적도를 통과해야 하는 운송 과정은 농산물들에게는 '고통의 기간'이다. 그 고통을 덜어줄 수 있는 유일한 방안이 포스트 하비스트다. '식품과 생활안전'이라는 일본 시민단체의 조사 내용이 이 사실을 잘 뒷받침한다. "오스트레일리아산 유기농 밀가루에서 유기인계 살충제 240ppb 검출."《먹지 마, 위험해!》라는 책에서 이 단체는 이렇게 폭로했다.❷ 일반 밀가루보다 농약이 더 많이 들어있다는 것이다.

요즘 수입 농산물 문제가 연일 도마 위에 오르고 있다. 그러나 이 고질적인 포스트 하비스트는 늘 안전지대에서 보호를 받는다. 활어 속의 말라카이트 그린이 위험한 것처럼 밀 속의 클로르피리포스도 위험하다. 그리고 이런 문제는 밀에만 해당되는 것이 아니다. 수입 농산물 거의 대부분이 안고 있는 공통적인 문제다.

국경을 넘는 식품들

쌀독에서 건강 난다

"밀것은 되도록 피하세요."

병원에서 진료 받고 나올 때나 약국에서 약을 받을 때 가끔 듣는 말이다. 밀가루로 만든 음식은 당분간 먹지 말라는 이야기다. 왜일까? 왜 밀 음식을 먹지 말라고 하는 것일까? 농약 때문일까? 우리가 먹는 것은 대부분 수입 밀이다. 농약을 적잖이 뿌릴 터다. 그래서일까? 아니면 밀 음식이 잘 소화되지 않기 때문일지도. 글쎄다, 밀 전분 자체가 소화에 불리한 형태인지는. 그도 저도 아니면 혹시 알레르기?

이런저런 사실들이 조금씩은 얽혀 있을지 모르겠다. 하지만 가장 큰 이유는 '글루텐'이라는 물질 때문이다. 글루텐이라면 밀에 들어있는 단백질의 한 가지다. 언뜻 평범한 단백질로 보이지만 하는 짓을 보면 결코 평범하지 않다. 많은 사람들에게 과민반응을 일으킨다는 것이 그 출발점이다. 미국인들의 경우 10명 중 3명 정도가 글루텐 민감성 체질로 알려져 있다. 취약 인자가 잠재돼 있는 사람까지 합치면 80퍼센트가 넘는다는 것이 전문가들의 추산이다.❶

글루텐 민감성 체질인 사람이 글루텐을 먹으면 어떻게 될까. 미국의 임상영양학자인 샤리 리버먼$^{Shari\ Lieberman}$ 박사의 설명을 들어보자.

"소화 기능에 장애가 옵니다. 중요한 영양분이 제대로 흡수되지 않게 되죠. 이 문제는 우울증, 자폐증, 과잉행동증, 생활습관병, 각종 희귀병 등으로 발전할 수 있습니다. 자칫 알레르기와 혼동하기 쉽지만, 알레르기는 아닙니다. 이 체질은 후천적으로도 만들어질 수 있어요."❷

아니, 밀은 인류가 수천 년 동안 먹어온 안전한 곡류가 아닌가. 밀에 그런 험한 물질이 들어 있다니! 여기에 현대인 식생활의 어려운 도식이 들어 있다. 오늘날 우리가 먹고 있는 밀은 옛 조상들이 먹던 밀과 크게 다르다. 불과 100년 전만 해도 밀의 글루텐 함량은 요즘 밀의 절반 수준에 지나지 않았다.❸ 문제는 그것, 비상식적으로 높은 글루텐의 양이 문제인 것이다.

요즘 밀에 왜 글루텐이 많은 것일까? 인간의 상업적인 탐욕이 빚은 결과다. 서양 사람들은 그동안 품종개량을 통해 밀의 글루텐 함량을 계속 높여왔다. 글루텐이 많은 밀이 더 쫄깃한 면을 만들고 더 바삭한 과자를 만들기 때문이다. 인체는 이런 '고글루텐 밀'을 매우 낯설어 하는데도 말이다.

이쯤 되면 밀과 쌍벽을 이루는 또 하나의 곡류가 떠오를 것이다. 그렇다. 바로 쌀이다. 쌀에는 글루텐이 없다. 그래서 글루텐에 민감한 사람도 마음 놓고 먹을 수 있다. 혹시 '글루텐 제외 식품$^{gluten-free\ food}$'이라고 들어보셨는지? 요즘 서양에서 관심을 모으고 있는 식품이다. 이 식품업체들에게 쌀은 구세주 같은 곡물이다.

한때 쌀이 밀보다 열등한 곡류라는 인식이 있었다. 단지 단백질 함량만 보고 판단한 결과다. 수치로는 밀의 단백질 함량이 쌀의 두 배 가까이 된다. 하지만 밀 단백질의 약 80퍼센트가 글루텐이다.❹ 쓸데없는 단백질만 그득하다는 이야기다. 정작 봐야 할 것은 필수아미노산이다. 필수아미노산 함량은 쌀이 밀보다 월등히 높다.

쌀의 우수성은 여러 방법으로 설명할 수 있다. 대표적인 것이 '당지수^{GI}'다. 일반적으로 쌀의 당지수는 밀에 비해 10퍼센트가량 낮게 나온다. 당지수가 낮을수록 좋은 식품이란 것은 이미 알려진 상식. 밥은 비만 식품이 아니라는 주장에 이의가 없는 것이 그래서다.

이런 상식에서 보면 우리나라 국민 1인당 쌀 소비량이 줄어든다는 사실은 심히 우려스러운 일이다. 쌀 소비량이 줄어든다는 것은 그만큼 국민 건강이 나빠진다는 이야기일 수도 있기 때문이다. 일부 단체에서 가끔 벌이는 쌀 소비 촉진운동을 하루빨리 범국민운동으로 키워야 한다. 체계적으로, 과학적으로 쌀의 우수성을 알려야 한다. 언론뿐 아니라 학계도 나서야 한다.

현미밥에 된장국과 김치. 한국 전통식단의 기본 메뉴다. 반만년 우리 민족의 건강을 지켜온 보배로운 식단이다. 잘 먹자. 밀보다는 쌀이다.

빵 대신 떡을

회사원 K씨(42)는 간식을 꼭 먹어야 하는 사람이다. 오후 너덧 시만 되면 출출함이 엄습하는데 참고서는 일을 하지 못할 정도다. 이제까지는 빵이나 파이, 케이크 등을 가방에 넣고 다니면서 허기를 달랬다. 이들 식품에는 설탕, 쇼트닝, 향료 등이 들어 있어서 꺼려지긴 했지만, 딱히 대안이 없어 울며 겨자 먹기로 사 먹을 수밖에 없었다. 그러던 차, 기막힌 대안을 발견했다. 떡이었는데, 일반 떡이 아니라 '냉동떡' 이었다.❺ 냉동 상태로 유통이 된다. 포장도 낱개로 되어 있어 편리했다. K씨는 일주일 치를 사다가 냉동실에 보관한다. 아침에 출근할 때 한두 개씩 가방에 넣는다. 오후가 되면 적당히 녹아 방금 만든 떡처럼 쫄깃한 것이, 먹기 좋은 상태가 된다. 유기농 현미쌀에다 콩, 호박, 쑥 등 자연 소재로 맛을 냈다. K씨는 '대만족' 이다.

국경을 넘는 **식품들**

푸드 마일리지

2004년 초봄, 일본 아오모리현 도와다시. 중학생 3명이 이채로운 조사를 해보기로 했다. 학교 급식에 사용되는 식자재들은 얼마나 먼 곳에서 운반되어 왔을까. 급식 센터에 원산지를 하나하나 문의했다. 수입 농산물은 해당 국가의 수도로부터, 국산 농산물은 해당 지역의 도청 소재지로부터 학교까지의 직선거리를 각각 구했다. 모두 합산해보니 12만4,400킬로미터였다. 아오모리 지역의 농산물만 사용하는 급식도 있는데, 그 경우는 4,400킬로미터로 크게 줄어들었다.❶

그해 실시된 '전국프레젠테이션대회' 중학생 부문에서 최우수상을 받은 이 조사는 학생들의 독창적인 아이디어는 아니다. 10년 전인 1994년 영국의 환경운동가 팀 랭Tim Lang이 제창한 '푸드 마일리지food mileage' 개념을 패러디했다. 푸드 마일리지란 식자재가 얼마나 많이,

얼마나 멀리서 조달돼 오는지를 나타내는 지표다. 물량에 거리를 곱해 구한다. 이 값이 높으면 불필요한 에너지 소비가 많으며 아울러 환경에도 나쁜 영향을 미친다는 뜻이다.

푸드 마일리지 개념은 요즘 자유무역협정^{FTA} 의제가 초미의 관심사로 떠오른 우리나라의 경우 반대론자들에게 '가뭄에 단비'와 같은 이야기일지도 모르겠다. 우리나라의 전체 푸드 마일리지는 일본에 이어 세계에서 두 번째로 높다.❷ FTA의 아킬레스건은 농산물인데, 비준이 강행될 경우 가뜩이나 높은 푸드 마일리지가 더욱 높아질 것은 불을 보듯 뻔한 일. 한 나라의 푸드 마일리지 앙등은 그 나라만의 문제가 아니다. 피와 같은 석유를 무의미하게 낭비하는데다가 온실가스 문제에도 악영향을 미친다는 점에서 국경을 초월한 범세계적 과제다. 그런 까닭에 농업 분야는 예외로 논의돼야 한다는 이야기인데…….

"'균형식'이란 무엇일까? 싫건 좋건 정체불명의 음식까지 두루 먹는 것을 말할까? 나는 그렇게 생각하지 않는다. 그 지역 풍토에 맞는 음식을 먹는 것이라고 생각한다. 유럽인은 유럽 음식을, 아프리카인은 아프리카 음식을, 동양인은 동양 음식을 먹는 것이 바로 균형식이다."

일본의 영양학자인 마쿠우치 히데오^{幕內秀夫}는 저서에서 이렇게 적고 있다.❸ 인체는 오랜 기간에 걸쳐 각 지역의 풍토에 맞게 적응되어 왔다는 점에서 그의 주장에 고개가 끄덕여진다. 에스키모인이 된장국을 먹지 않는다고 편식이라고 말할 수 없지 않는가. 푸드 마일리지를 낮춰야 하는 당위성이 에너지·환경 문제에만 있는 게 아니라는 이야기다.

문득 이탈리아 노벨문학상 수상자인 다리오 포$^{Dario\ Fo}$의 발언이 생각난다. 그는 이렇게 말했다. "나는 오늘날 다국적 기업이 주도하는 농산물 유통 방식을 철저히 반대합니다. 그 거대기업들은 우리의 특권인 먹을거리 선택권을 약탈하고 있지요."

한국인이 좋아하는 '氣^{기}'라는 한자에는 쌀 '米^{미}'자가 들어 있다. 쌀을 먹어야 기가 산다는 뜻일 것이다. '精^{정}'이라는 한자에도 마찬가지로 그 글자가 들어 있다. 역시 쌀의 힘을 받고 있다는 뜻이다. 여기서 말하는 쌀은 물론 국산 쌀일 터다. 그것이 유기농 현미라면 금상첨화일 것이다. 한미 FTA가 연일 도마 위에 오르면서 캘리포니아산 칼로스 쌀에 관심을 갖는 이가 늘고 있다. 이 쌀에도 '米'자를 붙일 수 있을까? 하지만 아무리 요리조리 살펴도 그 쌀에서 '氣'를 연상하기란 힘들 성싶다. 오히려 'post-harvest$^{수확\ 후\ 농약}$'라는 영자가 보이는 듯해 고약하다.

모두가 FTA 이후를 대비해야 할 때다. 푸드 마일리지를 생각하면서.

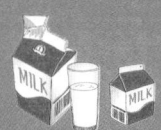

- 땅콩, 건강의 잭팟
- 추잉껌의 신상명세서
- 우유의 알레르기 커넥션
- 포화지방의 결백, 모유는 안다
- 굵은 허리는 동네 탓?
- 수박아, 네가 있어 여름이 행복하다
- 섬유소의 신비
- 뇌를 공격하는 MSG
- '건강 코드' 없는 건강보조식품
- 천일염의 귀환

09_ 자연식품의 힘

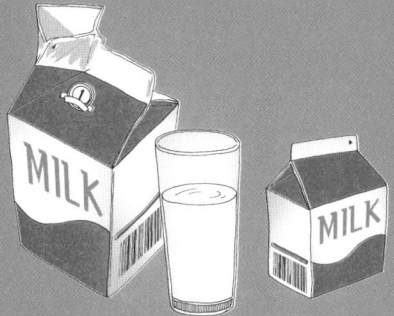

자연식품의 힘

땅콩,
건강의 잭팟

'일어탁수一魚濁水'라는 말이 있다. 물고기 한 마리가 온 물을 흐린다는 뜻이다. 얼마 전 스낵과자 시장이 꼭 그 꼴이었다. 얼토당토않은 이물질 한 조각이 스낵류 시장을 크게 흔들었다. 뒤이어 일반 과자, 참치 캔 등 가공식품 시장 전체에 '이물질 쓰나미'가 덮쳤다. 분노와 야유가 난무했던 2008년 우리나라 식품 시장의 자화상이다.

사실 당시 그 이물질 사건이 아니더라도 스낵과자 시장에는 되도록 접근하지 않는 쪽이 좋았다. 어차피 물이 깨끗하지 않았기 때문이다. 즉, 문제가 있었다는 이야기다. 유명 스낵과자들이 자랑하는 깊고 오묘한 맛을 보자. 그 정체는? 인공조미료와 향료의 작품이라는 데에 이의를 제기지 않을 것이다. 스낵이라고 해서 첨가물의 은총 대상에서 예외가 되지 않는다.

그뿐만이 아니다. 식품의 당지수*glycemic index* 이론을 도입해보자. 보통 당지수가 높으면 나쁜 식품으로 분류한다. 혈당치를 급작스럽게 올리기 때문이다. 스낵과자의 경우는 어떤가. 유감스럽게도 전형적인 '고당지수 식품' 이다.❶ 조금만 먹어도 곧 식욕이 없어지는 것이 그래서다. 이런 식품을 흔히 '정크푸드' 라 부른다. 스낵과자는 대표적인 정크푸드다.

'떡 본 김에 제사 지낸다' 는 속담이 있다. 흙탕물도 일고 하니 이참에 떠나는 것이다. 연간 수천억 원에 이르는 스낵과자 시장을 말이다. 그것은 바로 첨가물을 떠나는 것이고, 정크푸드를 떠나는 것이다. 하지만 문제는 왠지 의지가 약해진다는 사실. 입이 심심할 때 어떡해야 할지. 생맥줏집에서 그냥 맥주만 마실 수도 없고.

대안을 찾아보자. 목표는, 심심풀이로 먹을 수 있는 것. 물론 '친건강적' 이어야 한다. 아울러 쉽게 구할 수 있고, 맛도 어느 정도는 받쳐 줘야 한다. 무엇이 있을까. 그렇다. 바로 땅콩이다. 너트류의 대표 아이콘, 땅콩을 떠올렸다면 스스로 전문가라고 자부해도 좋다.

그 이유는 땅콩을 알면 자명해진다. 땅콩에 돋보기를 들이대보자. 우선 풍부한 단백질원이란 점이 눈에 들어온다. 볶은 땅콩의 경우 양질의 천연 단백질이 20퍼센트를 훌쩍 넘는다. 지방산 조성은 어떤가? 유익한 불포화지방산이 80퍼센트 가까이 된다. 그 가운데 절반 이상이 올레인산이다. 올레인산은 지중해 지역 주민들의 건강을 지켜주는 '똘똘한' 지방산이다. 땅콩의 매력은 뭐니 뭐니 해도 풍부한 비타민과 미네랄에 있다. 비타민E, 엽산, 니아신, 셀레늄, 아연, 마그네슘, 인 등등. 여기에 폴리페놀과 같은 천연 항산화제도 빼놓을 수 없는 '보석'이다.❷

다만 한 가지, 반론이 있을 수 있다. 땅콩은 고지방 식품이라는 점. 그래서 경계해야 한다는 것. 일리 있는 지적이다. 절반 가까이가 지방으로 구성돼 있으니 말이다. 그러나 이 우려는 오랜 기간 너트류를 연구해온 미국 퍼듀대학 리처드 매티스 _Richard Mattes_ 교수가 말끔히 해소해주고 있다. 그는 이렇게 설명한다.

"땅콩 하면 비만을 떠올리는 분들이 적지 않습니다. 그러나 많은 연구가 그 연결 관계를 부정하고 있지요. 땅콩을 먹으면 오히려 중성지방과 나쁜 콜레스테롤이 감소하는 현상을 발견할 수 있습니다. 다른 여러 유익한 성분들이 불필요한 지방 흡수를 막아주기 때문이에요. 땅콩은 심혈관 질환의 위험성을 줄여주는 식품입니다."❸

이 말을 듣고 보면 시중의 일반 스낵과자에도 지방이 많게는 30퍼센트 안팎까지 들어 있다는 사실이 주머니 속의 송곳처럼 걸린다. 그 지방은 나쁜 지방이다. '상처받은' 지방이기 때문이다.

물론 땅콩이 좋다고 해도 극단적인 과잉 섭취는 경계해야 한다. 또 땅콩 알레르기가 있는 이는 당연히 대안을 찾아야 한다. 하지만 일반적인 식생활을 하는 분은 거리낄 것이 없다. 홀가분하게 즐기시라. 땅콩을 가까이하는 마음속에는 농가에 대한 배려까지 들어 있다.

"손이 가요, 손이 가. 자꾸자꾸 손이 가······." 그것이 이제는 땅콩이면 좋겠다. 땅콩에는 자연식품의 힘이 숨어 있다. 그 자연식품의 힘은 당신의 몸 안에서 '건강의 잭팟'을 터뜨릴 것이다. 그냥 먹자. 심심풀이라도 좋다. 간단히 볶기만 해서 먹으면 된다. 혹시 밋밋해서 싫다면 살짝 조미를 해도 괜찮다.

조미 땅콩스낵 만드는 법

1. 땅콩을 속껍질이 붙어 있는 상태로 볶는다.
2. 구수한 냄새가 올라오는 듯하면 불을 끈다.
3. 조청을 살짝 붓고 나무주걱으로 신속히 섞는다.
4. 비정제 설탕을 살짝 뿌리고 신속히 섞는다(단맛이 싫으면 천연염을 대신 뿌린다).
5. 얇게 펴서 냉각시킨다.

* 주의점 : 신선한 땅콩일 것. 태우지 않도록 할 것. 조청은 되도록 적게 사용할 것.

자연식품의 힘

추잉껌의 신상명세서

"인간이 인간다워진 것은 잘 씹기 시작하면서부터입니다." 일본 교토대학 오시마 기요시^{大島清} 박사의 이색 주장이다.❶ 그는 뇌 연구가이지만 씹는 것, 즉 '저작'의 중요성을 전파한 학자로 더 유명하다. 약 100만 년 전부터 인간은 음식을 꼭꼭 씹어먹기 시작했는데, 그 덕분에 뇌가 비약적으로 발달하게 됐고, 만물의 영장이 됐다는 것이다.

박사의 이 주장 앞에서 인스턴트식품을 비롯한 대부분의 가공식품은 쥐구멍을 찾아야 한다. 식품 가공 기술이 과잉 친절을 베풀어 '씹는 불편'을 크게 줄였기 때문이다. 다만 재미있는 것은 여기에도 예외가 있다는 점이다. 뭇 가공식품에 휩쓸릴세라 단아하게 혼자만의 아성을 지키고 있는 기호식품의 강자, 추잉껌만은 예외다. 오로지 씹는 즐거움이 효용의 대부분을 차지하는 추잉껌은, 그래서 앞으로의 역할이 기대된다 하겠는데.

"추잉껌과 같은 식품은 주의해야 합니다. 1회 섭취량이 적다는 이유로 대수롭지 않게 생각하는데, 첨가물이 고농도로 사용되는 식품이지요. 민감한 사람은 즉석에서 유해성이 나타날 수 있습니다. 어린이들이 특히 그런 경우가 많죠." 주의력결핍·과잉행동장애ADHD 연구로 유명한 벤 파인골드Ben F. Feingold 박사의 경고다.❷ 이 섬뜩한 발언의 중심에는 물론 화학물질이 있다.

파인골드 박사의 이 지적은 추잉껌을 알면 고개가 끄덕여진다. 껌의 뼈대라 할 수 있는 껌베이스에 천연물질이 사용되는 시대는 저물고 있다. 초산비닐수지, 폴리부텐, 폴리이소부틸렌, 에스테르검, 왁스 등. 이들 낯선 화학물질 덩어리가 껌베이스다. 그 덩어리는 끊임없이 치아와 충돌하는 과정에서 수많은 미세 파편들을 만들 터. 타액에 섞여 있는 그 파편들의 농도를 분석한 자료는 있는가?

껌베이스에 가장 많이 사용되는 물질은 초산비닐수지다. 이 물질은 수지 상태에서는 그다지 해롭지 않은 것으로 알려져 있다. 그러나 중합반응이 채 일어나지 않은 '초산비닐 단위체'가 남아 있다면 큰 문제가 된다. 이 단위체는 점막을 손상하고 암을 일으킬 수 있다는 보고가 있다. 일본에서는 초산비닐수지 단위체의 잔류량을 5ppm까지 허용하고 있다.❸

그뿐만이 아니다. '고농도의 첨가물 식품'이란 말은 다음 원료들을 보면 더욱 확연해진다. 맛을 내기 위한 향료, 눈을 즐겁게 하는 색소,

이것들이 잘 섞이게 하는 유화제, 그밖에 인공감미료나 연화제 따위도 껌 몸체를 구성하는 중요한 물질들이다. 여기서 특히 주목해야 할 것이 향료다. 껌에 사용하는 향료의 농도는 보통 1퍼센트를 넘는다. 일반식품의 경우 0.1퍼센트 안팎에서 향이 사용된다는 점을 볼 때 껌은 '고향료 식품'이다. 주로 합성물질로 이루어진 향료는 다른 화학물질들과 함께 타액에 녹아 소화기관으로 흘러들어갈 것이 뻔하다. 껌 조각이 작다고 마음 놓을 일이 아니라는 뜻이며, 파인골드 박사가 껌을 곱지 않게 보는 이유다.

세상 만물에는 대체로 긍정적인 면과 부정적인 면이 동시에 존재한다. 추잉껌도 그 가운데 하나다. 턱뼈 운동을 통한 지능개발 식품의 상징인가 하면, 첨가물 덩어리라는 혐오식품의 대명사이기도 하다. 우리나라에 껌이 소개된 지 40여 년. 유감스럽게도 그동안 부정적인 측면만 발달해온 느낌이다. 화학물질에 의존하지 않고 껌을 만들 수는 없을까?

문득 어릴 적 밀밭에서의 추억이 떠오른다. 채 여물지 않은 밀알을 입에 털어넣고 씹으면 제법 질긴 고무질 물질이 남는다. 추잉껌이 귀하던 시절, 그것을 껌이라고 씹었다. 통밀 글루텐 100퍼센트! 그야말로 천연 껌이다. 오늘날 껌을 사랑하는 이들에게 의미 있는 힌트가 아닐까. 굳이 비싼 수입 치클에 매달리지 않더라도 방법은 있을 성싶다.

자연식품의 힘

우유의
알레르기 커넥션

우유는 알레르기 유발 식품인가? 무슨 뚱딴지같은 질문이냐고 면박을 줄지 모르겠다. 우유가 알레르기를 일으킨다는 것은 삼척동자도 아는 사실일 터여서다. 하지만 그래도 다시 묻고 싶다. 우유는 정말 알레르기를 유발하는가? 결론부터 보자. 정답은 '아니오'다.

물론 이 주장에는 약간의 보완이 필요하다. '제대로 된 우유라면, 극단적인 환자를 제외하고는, 여간해서 알레르기를 일으키지 않는다'고 말이다. 우리가 현재 마시고 있는 시중의 일반 우유는 '잘못된 우유'다. 알레르기를 일으키는 주된 이유가 그래서다. 이 주장은 '프라이스-포텐거협회[PPNF]'라는 미국의 한 학술단체가 오랜 연구 끝에 내놓은 공식 의견이다. ❶

요즘 우유에 문제가 있다는 데에는 많은 이들이 동의할 것이다. 당장 젖소 사료에 들어 있는 항생제나 성장호르몬을 떠올릴 것이기 때문이다. "우리 아이에게 우유 마시지 않을 권리를 달라"는 학부모들의 목소리가 점점 커지는 현실도 그런 점과 무관하지 않을 것이다. 그럼 알레르기는 사료에 들어 있는 그 혐오물질들 탓인가? 즉, 항생제나 성장호르몬 따위만 없다면 우유는 알레르기를 일으키지 않을까? 그렇지 않다는 데에 고민이 있다. 오늘날의 우유에는 또 다른 문제가 있는 것이다.

"가장 큰 문제는 우유를 '가열·살균' 하고 '균질화' 시킨다는 점입니다. 균질화란 우유의 지방 성분이 잘 섞이도록 강하게 저어주는 것을 말하죠. 이 과정이 우유한테는 고통의 시간이랄 수 있어요. 일단 단백질의 변성이 일어납니다. 미네랄들은 이용되기 어려운 형태로 변하고, 수많은 효소와 비타민들이 파괴됩니다. 필수지방산들은 산패되기 시작하죠. 이런 우유는 우리 몸에서 탈을 일으킬 수밖에 없습니다. 단백질을 비롯한 각종 성분들의 흡수가 비정상적으로 이루어지고 면역기능이 왜곡됩니다. 이 난맥의 표출이 바로 알레르기인 것이죠. '저온살균' 우유도 크게 다르지 않습니다."❷

미국 프라이스-포텐거협회의 설명이다. 이 협회는 소비자들에게 올바른 식생활 지침을 알리기 위해 양심적인 학자들이 모여 만든 단체다. 이 단체는 '살균우유'의 문제를 알레르기에만 국한하지 않는다. 심혈관 질환을 비롯해 골다공증, 관절염 따위의 퇴행성 질환에까지 끈을 대고 있다는 것이 그들의 주장이다.❸

우유에 그런 문제가 있단 말인가. 우유는 '완전식품' 아닌가. 식품매장에서 가장 안심하고 살 수 있는 것이 우유인데, 그럼 우유와의 인연도 이젠 끊으란 말인가?

그럴 리가 없다. 프라이스-포텐거협회는 대안을 가지고 있다. 제대로 된 우유를 마시면 된다는 것이다. 제대로 된 우유란 바로, '생우유 raw milk'다.❹ 소에서 짜낸 자연 상태의 우유. 가열하지 않고, 균질화도 시키지 않은 우유를 그대로 마시라는 것이다. 아니, 생우유를 마시라고? 온갖 잡균들이 득실거릴 그걸 그냥 마시라고?

"물론 아무 우유나 생으로 마실 수는 없습니다. 공장식 축사에서 지저분하게 사육되는 소의 우유는 그냥 마실 수 없죠. 하지만 방목장에서 깨끗하게 생산되는 우유는 생으로 마셔도 됩니다. 오히려 더 안전합니다. 요즘엔 과거에 비해 위생관리가 훨씬 잘되고 있지요. 또 시골 구석에까지 냉장 설비가 들어가 있지 않습니까. 우유의 생산·소비 방식을 완전히 뜯어고치자는 것이 우리 협회의 목표입니다."❺

프라이스-포텐거협회는 지금 '생우유 마시기 운동'을 범국민적으로 벌이고 있다. 이 운동은 미국식품의약국^{FDA}의 정책에 정면으로 배치된다. FDA는 생우유 마시는 것을 아직 허가하고 있지 않기 때문이다. 그러나 협회의 권고를 따르는 소비자들은 계속 늘고 있다. 미국 50개 주 가운데 28개 주에서 생우유를 공식적으로 사고판다.❻

우유는 소가 우리에게 제공하는 가장 보배로운 선물일 것이다. 우리는 그 선물을 어떻게 받고 쓰는가. '옥'을 깨서 '자갈'로 사용하는 것은 아닌지? 최소한 알레르기 걱정이라도 덜고 우유를 마실 수 있는 날이 왔으면 좋겠다. 영양도 영양이지만 말이다. 프라이스-포텐거협회 같은 단체가 있는 미국이 부럽다. 이 단체의 건투를 빈다.

생우유는 동양인에게 더 좋은 선물

미국에서 진료활동을 하고 있는 일본인 의사 신야 히로미新谷弘実 교수는 우유를 크게 폄훼하는 인물로 유명하다. 우유를 즐겨 마시는 사람들은 하나같이 장의 건강 상태가 좋지 않다는 것이다. 그는 저서에서 우유의 해로운 물질 중 하나로 유당을 지목한다.❼ 익히 알려진 바처럼 유당은 현대인들이 잘 소화하지 못하는 당류이기 때문이다. 놀랍게도 생우유는 이 문제에 대한 해답까지 가지고 있는 것으로 보인다. 한 민간단체는 "미국 미시간주 지역에서 유당을 잘 소화시키지 못하는 사람들에게 생우유를 먹였는데 85퍼센트가 아무 이상을 보이지 않았다"고 발표했다.❽ 생우유엔 유당 분해 효소가 들어 있다는 뜻의 간접적인 시사다. 이 사실은 동양인에게 더 기쁜 소식이다. 유당을 소화시키지 못하는 사람은 동양인 중에 훨씬 많기 때문이다. 자연식품은 아무렇게나 만들어지지 않는다.

자연식품의 힘

포화지방의 결백,
모유는 안다

    이런 식품이 있다고 치자. 탄수화물·지방·단백질의 비율이 대략 7:4:1인 식품. 지방이 30퍼센트 조금 넘게 들어 있다는 이야기인데, 이 지방의 절반 가까이가 포화지방이다. 좋은 식품일까, 나쁜 식품일까?

    십중팔구 나쁜 식품이라고 답할 것이다. 왜? 포화지방이 들어 있다고 했기 때문이다. 그것도 30퍼센트의 절반, 즉 15퍼센트나 된다고 하니 말이다. 포화지방은 해로운 물질의 대명사 아닌가. 그것은 콜레스테롤과 잘 어울리고, 동맥경화나 심장병 따위와 코드를 같이 하는 '악의 축'으로 형상화되어 있다. 당연히 나쁜 식품이라고 답할 수밖에.

    그러나 그렇게 답한 당신은 안됐지만 불경죄를 지었다고 고백해야 한다. 당신에게 생명을 불어넣었을 가능성이 큰, 그 은혜를 매도했기 때문이다. 포화지방이 15퍼센트나 들어 있는 그것은 바로 모유다.❶

그런가? 모유에 포화지방이? 그것도 그렇게나 많이? 모유는 세속적인 의미의 식품이 아니다. 조물주의 작품이다. 허투루 묘사할 수 없는 완벽의 상징이다. 그런데 포화지방이라니. 뭐가 잘못된 것일까? 조물주의 실수인가?

포화지방. 포화지방산으로 이루어진 지방을 말한다. 요즘 지방 연구가들이 이 포화지방산을 어떻게 평하고 있는지 주목해야 한다. 결론부터 보자. 포화지방산 자체는 해롭지 않다는 것이 정설이다. 신뢰할 수 있는 전문가들이 이구동성으로 그렇게 말한다. 그렇다면 포화지방도 해롭지 않다는 뜻. 이렇게 말하고 보면 몹시 혼란스러울 것이다. 천동설을 믿는 동네에서 난데없이 '지구가 돈다'고 떠들어대는 격이니까. 미국에서 지방산 연구의 최고 권위자로 꼽히는 메리 에닉 Mary Enig 박사의 설명을 들어보자.

"트랜스지방산에 대한 의혹이 처음 제기됐을 때 일이에요. 미국 제유업계는 당황하기 시작했죠. 천금 같은 사업 기회를 송두리째 날리게 생겼으니까요. 그래서 애꿎은 동물성 지방을 걸고넘어진 겁니다. '나쁜 것은 동물성 포화지방'이라고 말이죠. 당시 생산되던 쇼트닝·마가린은 모두 식물성 지방이었거든요. 일부 학자도 적극 협조했습니다. 실험에 사용한 포화지방이 트랜스지방산에 오염된 인공경화유였다는 사실이 훗날 밝혀졌죠. 그때 잘못된 상식이 깊이 뿌리를 박은 건

데요, 안타깝게 아직까지도 이른바 전문가라는 사람이 포화지방은 무조건 나쁘다고 말하는 걸 보게 됩니다."❷

여기서 주목해야 할 것이 '실험에 사용된 지방이 트랜스지방산으로 오염된 인공경화유였다'는 대목이다. 인공경화유란 액상 유지에 화학반응을 일으켜 만든 굳은 기름. 흔히 쇼트닝과 마가린을 가리킨다. 이런 기름에는 포화지방이 많지만 트랜스지방산도 많을 수밖에 없다. 실험 결과는 당연히 나쁘게 나올 터. 결국 애꿎은 포화지방이 누명을 썼다는 이야기다. 도둑은 도망가고 선량한 시민이 대신 옥살이를 하는 꼴이다.

그렇다면 한 가지 의문이 생긴다. 인공경화유라도 트랜스지방산만 없으면 괜찮은 것 아닐까? 문제의 주범이 트랜스지방산이었을 테니 말이다. 실제로 있을 수 있는 이야기다. 트랜스지방산 없이도 인공경화유를 만들 수 있기 때문이다. 조만간 상업적으로도 생산될 것이다. 이 질문에 대한 답변은 싱가포르의 지방 연구가인 리처드 세아$^{Richard\ Seah}$가 해주고 있다.

"돌같이 단단한 인공경화유가 있습니다. '완전포화지방'이라고 하죠. 여기엔 트랜스지방산이 없어요. 이 완전포화지방으로 쇼트닝이나 마가린을 만들면 트랜스지방산이 없는 경화유가 되죠. 하지만 이런 경화유도 경계해야 합니다. 만드는 과정에서 지방산의 분자구조가 미세하게 바뀌거든요. 이런 지방 역시 체내에서 정상적으로 대사되지 않습니다. 트랜스지방산보다 오히려 더 해롭다는 보고도 있습니다."❸

포화지방에는 두 가지가 있다. 자연의 포화지방과 인공의 포화지방이다. 자연의 포화지방은 신선한 것이라면 해롭지 않다. 그러나 인공의 포화지방은 트랜스지방산이 있건 없건 해롭다. 그것이 지방산 상식의 가장 새로운 버전이다.

아직도 우유나 버터, 쇠고기 같은 동물성 식품을 비난하는가? 그 이유가 포화지방이 많아서인가? 그렇다면 당신은 흘러간 옛 노래를 읊조리는 것이다. 음정·박자도 맞지 않는 노래를 말이다. 굳이 모유의 지방산 비율을 들먹이지 않더라도 이 사실을 뒷받침하는 연구는 많다.

포화지방과 불포화지방, 같은 양씩 먹는 것이 가장 좋아

포화지방산은 분자 모양이 대나무처럼 곧다. 반면에 불포화지방산은 쌍절곤처럼 중간이 자유롭게 굽는다. 그래서 포화지방산이 단단하고 안정된 지방산이라면, 불포화지방산은 유연하고 불안정한 지방산이다. 두 지방산의 이런 물리·화학적 특성은 우리 몸의 세포에 큰 영향을 미친다. 불포화지방산은 많고 포화지방산이 부족하면 세포막의 내구성이 떨어지고 활성산소의 공격을 쉽게 받을 수 있다. 결국 두 지방산의 혼합 비율이 중요하다는 이야기다. 에닉 박사는 그 비율을 1:1로 제시한다. ❹ 포화지방산과 불포화지방산이 같은 양씩 들어 있는 상태가 가장 이상적이라는 것이다. 이 사실은 두 지방산의 섭취 비율에 대한 힌트를 제공한다. 즉, 두 지방산을 같은 양씩 먹는 것이 좋다는 뜻이다. 요컨대 포화지방은 경계해야 할 대상이 아니다. 오히려 섭취해야 할 좋은 물질이다. 자연의 포화지방이라면 말이다.

자연식품의 힘

굵은 허리는 동네 탓?

미국 남동부 앨라배마주 모빌시. 이 지역에 유독 살찐 아이가 많다는 지적이 있었다. 랜드연구소라는 한 비영리 연구기관이 조사를 해보기로 했다. 결과를 보니 과연, 모빌시의 어린이 비만율은 전국 평균에 비해 50퍼센트 이상 높은 것으로 나타났다. 반면 캘리포니아주 비살리아시의 어린이들은 체중 초과 정도가 평균치의 절반에 불과했다.❶

왜 이런 차이가 있는 것일까. 랜드연구소의 설명이 재미있다. 과일과 채소류의 가격 차이가 그 이유라는 것. 두 농산물의 가격을 보면, 미국 전역에서 모빌시가 가장 높고, 비살리아시는 가장 낮다.

얼마 전, 랜드연구소는 이 조사의 제2탄쯤 되는 보고서를 또 발표했다. 과일·채소 섭취량은 지역에 따라 편차가 큰데, 대체로 그 동네의 사회·경제적 지위와 관계가 깊다는 것이었다. 조사를 맡은 타마라 더보위츠^{T. Dubowitz} 박사는 "부유한 지역은 과일·채소 섭취량이 많고 부유하지 않은 지역은 그 섭취량이 상대적으로 적다"며, "이 차이가 지역 주민들의 비만율을 결정한다"고 설명했다. 저소득층 마을에서 비만율이 가파르게 증가하는 현상에는 다 이유가 있었다는 것이다. ❷

언뜻 기발한 듯 보이는 이 조사들은 사실 새로운 내용을 담고 있는 것은 아니다. 다이어트에 과일과 채소가 좋다는 것은 이미 누차 들어온 진부한 이론이기 때문이다. 하지만 그 이론을 현실 속에서 직접 증명하고 있다는 데에서 보고서는 자못 흥미를 끈다. 그렇다면 그 이유는 무엇일까. 왜 두 농산물은 비만 방지에 효험이 있는 것일까?

과일과 채소에는 여러 물질이 들어 있다. 대체로 우리 몸이 좋아하는 귀한 물질들이다. 일단 비타민과 미네랄이 떠오르겠지만, 비만 억제의 가장 큰 공헌자는 섬유질이다. 섬유질이 없는 식품은 몸 안에서 혈당치를 빠르게 올린다. 혈당치가 빨리 올라가면 과잉의 당분들이 모두 지방으로 변한다. 그 결과가 '지방세포의 발달', 즉 비만이다. ❸

캐나다 토론토대학의 데이비드 젠킨스^{David Jenkins} 박사는 일찍이 이 이론에 흥미를 느끼고 있었다. 그는 식품이 혈당치를 올리는 정도를 수치로 나타내보기로 했다. 혈당치를 가장 빨리, 높게 올리는 식품이 포도당이다. 포도당의 혈당치 상승력을 100으로 하면 다른 식품들은 어느 정도 수준일까. 임상 조사를 통해 직접 산출했다. 이렇게 얻어진 각 식품들의 상대적인 수치, 그것이 바로 '당지수^{GI, Glycemic Index}'다. ❹

1981년에 발표된 당지수 이론은 일본의 전문가들로부터 전폭적인

지지를 받는다. 당시 일본의 다이어트 연구가들은 인슐린이라는 호르몬 때문에 골머리를 앓고 있었다. 인슐린은 당糖 대사를 관장하는 대단히 중요한 호르몬이다. 이 호르몬은 탄수화물 식품을 먹으면 췌장에서 저절로 분비되는데, 문제는 그것이 '비만 호르몬'이라는 점이다. 많이 분비되면 필연적으로 살이 찌게 되어 있다. 어떻게 이 호르몬의 분비를 낮출 수 있을까. '저당지수 식품'에 그 해답이 들어 있었다.

"되도록 당지수가 낮은 식품을 골라 드세요. 일상의 식생활에서 편하게 실천할 수 있는 다이어트 방법입니다. 절식의 고통이 없다는 점이 매력이죠. 요요현상도 걱정할 필요가 없어요." 일본종합건강증진센터 나가타 다카유키永田孝行 소장의 설명이다.❺ 그는 이 이론을 바탕으로 대중 다이어트 기법을 개발했다. 요즘 일본에서 인기를 끌고 있는 '저인슐린 다이어트'다.

저인슐린 다이어트에서 가장 중요한 식품은 당연히 과일과 채소다. 이 두 식품은 스스로 당지수가 낮을 뿐 아니라 함께 먹는 다른 식품의 당지수까지 낮춰준다. 과일과 채소 소비량이 많은 지역에서 비만율이 낮게 나타나는 것은 콩 심은 데 콩 나듯 당연한 일이다.

언론들은 미국 랜드연구소의 발표를 보도하며 일제히 '좋은 동네에 살아야 한다'는 식으로 기사를 썼다. '번지수'가 잘못됐다고 본다. 사는 동네가 중요한 것이 아니다. 중요한 것은 바로 '식탁의 당지수'다.

우리 집 식탁의 당지수는 얼마인가? 'S라인'이 소망이라면 과일

주요 식품의 당지수

주식류			
식빵	91	통밀빵	50
우동	80	백미	84
현미	56	옥수수	70

콩류 및 가공품			
콩	20	두부	42
된장	34	땅콩	28

과일 및 가공품			
사과	36	딸기	29
배	32	바나나	55
딸기잼	82		

채소류			
배추	23	무	26
오이	23	브로콜리	25
시금치	15	양파	30
마늘	49	토마토	30
호박	53	감자	90
고구마	55		

기타			
다시마	17	우유	25
양송이버섯	24	도넛	86
쿠키	77	케이크	82

과 채소를 다시 한 번 주목하자. 물론 'S라인'이 아니더라도 두 농산물을 가까이해야 할 이유는 많지만 말이다. 과수원과 채소밭에서 건강 난다.

당지수를 볼 때 착안사항

- 당지수가 70 이상이면 '고당지수 식품', 55 이하면 '저당지수 식품'으로 분류한다
- 저인슐린 다이어트에서는 당지수가 60 이하인 식품을 먹도록 권유한다
- 탄수화물이 적음에도 당지수가 높은 식품은 '당부하지수^{GL}'라는 다른 지표로 비교한다.
- 식품에 지방질을 첨가하면 당지수가 낮아진다(다이어트와는 무관하다).

자연식품의 힘

수박아,
네가 있어 여름이 행복하다

　수박과 사과. 어느 쪽이 비타민C가 많을까? 십중팔구는 '사과'라고 답할 것이다. 수박은 시지 않지만 사과는 시니까. 비타민C의 트레이드마크가 신맛 아닌가. 그러나 유감스럽게도 그 대답은 틀렸다. 비타민C는 사과보다 수박에 훨씬 더 많다. 수박이 약 두 배나 된다.❶

　흔히들 수박은 '맛으로 먹는 식품'이라고 생각하는 듯하다. 달기만 하고 물이 많아 영양분은 그다지 많지 않다는 것이 일반적인 인식이다. 결코 그렇지 않다. 수박에도 유익한 성분이 꽤 많이 들어 있다.

　이는 비단 비타민C만 보고 하는 이야기가 아니다. 다른 성분들을 보자. 몸에서 비타민A로 변하는 베타카로틴은 과일 가운데 수박이 최고 수준이다. 또 엽산이나 니아신을 비롯한 비타민B 그룹도 견고한 아성을 자랑한다. 미네랄은 어떤가. 마그네슘, 셀렌 등은 복숭아보다 많다. 칼슘, 아연, 인, 철 등도 다른 과일에 뒤지지 않는다.

수박의 자랑은 뭐니 뭐니 해도 '붉은 옷의 천사', 리코펜에 있다. 저 유명한 천연 항산화제다. 이 물질 이름을 대면 토마토가 생각날 것이다. 토마토를 웰빙 식품의 반열에 올려놓은 주인공이어서다. 이 리코펜도 실은 수박에 더 많이 들어 있다.❷

이상한 것은 이토록 호화 진용을 갖추고 있음에도 수박은 전문가의 사전에서 소외되어 있다는 점. 생각해보면 수박을 추천하는 건강 전문가를 거의 본 적이 없는 듯하다. 사과나 복숭아 등은 건강 식단에 단골 메뉴로 등장하는데 말이다. 왜일까?

'당지수' 때문이다. 수박은 과일치고는 당지수가 꽤나 높은 식품이다. 오스트레일리아 시드니대학 연구팀의 자료를 보면, 수박의 당지수는 72다.❸ 당지수가 70이 넘는 식품은 '고당지수식품'으로 분류한다. 이런 식품은 혈당치를 급상승시키고 비만의 원인이 된다는 것이 당지수의 기본 이론이다. 그렇다면 역시 수박은 배척해야 할 식품인가?

여기서 당지수를 오랜 기간 연구해온 시드니대학 제니 밀러*J. Miller* 교수의 설명을 들어보자. "당지수는 좋은 식품과 나쁜 식품을 판단하는 중요한 지표임이 틀림없습니다. 그러나 한 가지 약점을 가지고 있어요. 일부 식품에는 그대로 적용할 수 없다는 점입니다. 탄수화물 함량이 극히 낮은 식품의 경우가 그렇습니다. 이런 식품에는 또 다른 지표가 필요해집니다. '당부하지수*GL, Glycemic Load*'라는 새로운 개념이에

요. 비록 당지수는 높더라도 당부하지수가 낮으면 좋은 식품으로 볼 수 있습니다."❹

수박이 당지수가 높은 이유는 섬유질이 비교적 적기 때문이다. 또 수분이 많다는 점도 관계가 있을 것이다. 하지만 수박에는 당분을 포함한 탄수화물 성분이 무척 적게 들어 있다. 그래서 현실적으로 혈당치에 미치는 영향이 미미하다. 이런 요소를 고려해서 만든 지표가 '당부하지수'다. 이 값이 10 이하면 좋은 식품인데, 수박의 당부하지수는 겨우 4다.

이 이론으로 수박과 빵을 비교해보자. 미국인들이 즐겨먹는 베이글이라는 빵이 있다. 이 빵의 당지수는 72다. 수박과 똑같다. 그러나 두 식품의 당부하지수는 크게 차이가 난다. 베이글이 25이니 수박의 6배가 넘는다.❺ 왜 이런 차이가 생길까. 탄수화물의 양이 다르기 때문이다. 한 번 먹는 양을 기준으로 베이글에는 탄수화물이 35그램 들어 있는 데 비해, 수박에는 6그램밖에 없다. 베이글은 혈당 관리에 불리한 반면 수박은 유리하다는 뜻이다.

당지수가 높다고 수박을 경계하는가? 오해를 씻자. 안심해도 된다. 수박은 비만의 원인이 아니다. 오히려 다이어트에 도움이 된다. 수박의 여러 유익한 성분들이 신진대사를 왕성하게 해줄 터이기 때문이다. 물론 비상식적으로 많이만 먹지 않는다면.

한여름의 수박밭은 사막의 오아시스! 삼복더위에 주변에서 손쉽게 수박을 구할 수 있는 것은 행운이다. 마음껏 즐기자.

'수박 + 요구르트'는 황금 콤비

자연이 선사한 항암물질, 리코펜. 이 성분은 보통, 식품의 세포벽 안쪽에 단단히 달라붙어 있다. 그래서 이 성분이 풍부한 식품은 살짝 익혀 먹는 것이 좋다. 가열하면 조금씩 우러나게 되고, 우리 몸 안에서 더 잘 흡수된다. 익힐 때 기름을 조금 쳐주면 더욱 좋다. 리코펜이 기름에 녹는 물질이기 때문이다. 토마토는 이렇게 요리해서 먹는 것이 가능하다. 수박은 어떨까. 익혀 먹을 수 있을까? 당장 정신 나간 사람 취급을 받을 것이다. 기름을 쳐서 먹는다는 것도 그렇다. 그렇다면 유제품의 도움을 받아보자. 유제품엔 대개 기름 성분이 들어 있다. 그 기름으로 리코펜을 불러내는 것이다. 가장 좋은 것이 '호상 요구르트'다. 수박을 주사위 모양으로 잘라서 요구르트를 듬뿍 올려놓고 함께 떠먹어보자. 영양도 만점, 맛도 만점이다. 수박의 달콤한 맛이 요구르트의 구수한 맛과 기막히게 조화를 이룬다. 단, 요구르트는 정제당이나 첨가물이 사용되지 않은 것일 것.

자연식품의 힘

섬유소의 신비

'현재 시각 11시 55분.' 얼마 전 TV를 통해 각 가정의 안방으로 배달된 한 다큐멘터리 프로그램의 제목이다. 환경시계가 12시면 멈춘다고 볼 때 5분밖에 남지 않았다는 경고가 담겨 있다. 시곗바늘을 마구잡이로 돌리는 것은 환경호르몬. 피해자들이 하나하나 소개되면서 경고가 경악으로 변해갔다.❶

그날 그 프로그램을 본 시청자라면 시종 답답한 마음을 떨치지 못했을 것이다. 그럼, 어떡하란 말인가? '유기농 무첨가' 식품을 먹으라는 충고는 충분히 납득할 만하다. 문제는 플라스틱 용기에 대한 것. 환경호르몬이 나온다고 해서 모든 플라스틱 물품을 등질 수 있을까. 그런 생활이 과연 가능할까? 플라스틱은 현대인에겐 이제 물과 공기와 같은 존재가 아닌가.

여기서 한 가지 동물실험 결과를 주목할 필요가 있다. 1996년 일본 후쿠오카 현의 보건환경연구소. 모리타 구니마사森田邦正가 이끄는 연구팀은 식이섬유의 이론적인 기능을 검증해보기로 했다. 식이섬유란 채소나 과일 또는 현미, 고구마 등에 많이 들어 있는 난소화성 물질이다. 전문가들은 이 물질이 체내에서 환경호르몬을 배출시킨다고 설명한다. 그 이론을 확인해보자는 것.

연구팀은 실험쥐의 몸 안에 다이옥신 성분을 강제로 주입했다. 다이옥신은 대표적인 환경호르몬이다. 실험쥐를 두 그룹으로 나누어 한쪽에는 일반 사료를, 다른 한쪽에는 쌀겨가 10퍼센트 첨가된 사료를 투여했다. 쌀겨는 자연의 '고식이섬유' 소재다. 결과는 놀라웠다. 쌀겨 사료를 먹은 쥐의 분변을 분석해보니, 일반 사료를 먹은 쥐에 비해 다이옥신 농도가 약 4배나 되는 것으로 밝혀졌다. 쌀겨의 섬유질 성분이 환경호르몬 배설을 크게 늘렸다는 뜻이다. 엽록소가 들어 있는 채소의 기능은 더욱 뛰어났다. 사료에 녹황색 채소 2퍼센트를 첨가한 시험구에서는 다이옥신 배출량이 약 5배로 늘어난다는 사실을 확인할 수 있었다.❷

이 실험 결과는 우리에게 매우 중요한 정보를 제공한다. 환경호르몬의 피해를 줄이는 일은 인류가 반드시 해결해야 할 절체절명의 과제다. 하지만 일상에서 환경호르몬의 공격을 100퍼센트 막아낼 수는 없는 노릇이다. 그렇다면 앞으로의 환경호르몬 정책은 체내 축적량을 최소화하는 쪽으로 맞추는 것이 옳다. 섭취량은 줄이고 배설량은 늘리는 '솔로몬의 비법', 그 열쇠를 식이섬유가 쥐고 있다.

물론 섬유소의 청소 기능이 환경호르몬에만 국한하여 작용하는 것은 아니다. 섬유소 성분은 소화기관을 통과하면서 그 밖의 유해물질, 이를테면 노폐물·중금속·발암물질 등에 이르기까지 광범위하게 흡수하여 배출한다. 전문가들이 이구동성으로 섬유소를 '인체의 청소부'에 비유하는 까닭이다. 당분의 흡수 속도를 조절하여 혈당치의 앙등을 막는다든가, 장陽운동을 활성화하여 변비를 예방하는 기능은 별도다.

조물주는 자연의 먹을거리 속에 불필요한 물질을 넣지 않는다. 왜 우리는 현미밥을 먹어야 하는가. 왜 건강 전문가들은 한결같이 채소·과일을 권하는가. 비타민, 미네랄 때문이라고만 생각하면 반쪽 상식에 불과하다. 환경호르몬을 비롯한 각종 유해물질들이 범람하는 요즘, 그곳에는 또 다른 중요한 이유가 있었던 것이다.

자연식품의 힘

뇌를 공격하는 MSG

'좀 길쭉한 모양의 백색 결정. 몸에 들어가면 신경세포를 손상시킴. 알레르기와 비만의 원인일 수 있고, 암과도 관련이 있음. 성장기 아이들은 특히 주의할 것. 임산부도 되도록 피하는 것이 좋음.'

이 물질에 대해 여기저기 보고돼 있는 내용들을 써보면 대략 이렇다. 일단 무시무시한 물질이란 생각이 든다. 되도록 가까이하면 안 될. 하지만 놀랄 것 없다. 우리가 잘 알고 있는 물질이다. 우리 주변에도 흔하다. 그것도 주로 주방에서 볼 수 있다. 음식에도 직접 들어간다. 식품첨가물이기 때문이다. 무엇일까. '인공조미료의 제왕', MSG다. 가공식품에 표시할 때는 보통 'L-글루타민산나트륨'이라고 쓴다.

물론 이와 같은 유해성에 대해 모든 학자들이 동의하는 것은 아니다. 더러는 안전하다고 주장하는 이들도 있다. 그들이 안전하다고 말하는 이유는, 단 한 가지 사실 때문이다. "MSG는 자연식품에도 들어 있지 않느냐"는 것. 그렇다. 이 물질은 된장이나 버섯, 다시마, 멸치 등의 자연식품에 두루 들어 있다. 이 식품들이 구수한 맛을 내는 것이 그래서다. 그러나 이 생각에는 대단히 중요한 오류가 하나 숨어 있다.

"자연식품에 들어 있는 'MSG 성분'과 인공조미료의 'MSG'는 천지 차이입니다. 자연식품에서는 MSG 성분이 유리된 형태로 존재하는 일이 없습니다. 항상 다른 아미노산이나 당류 등과 결합된 형태, 즉 '복합체 형태'로 존재하지요. 이런 MSG 성분은 우리 몸에 들어가면 정상적인 대사 과정을 거쳐 적재적소에서 잘 활용됩니다. 그러나 인공적으로 만들어진 MSG는 모두 '유리된 형태'를 띠고 있지요. 이렇게 유리된 MSG가 몸속으로 들어가면 곧바로 혈액으로 흡수됩니다. 평소보다 혈액 내 농도가 20~40배나 높아지죠. 이 고농도의 MSG는 지체 없이 뇌세포를 공격합니다."

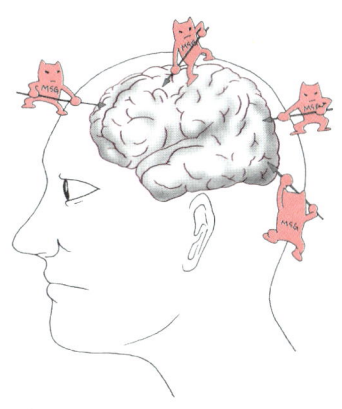

미국 신경외과 의사인 미시시피대학 러셀 블레이록$^{Russell\ L.\ Blaylock}$ 교수의 설명이다.❶ 파킨슨병으로 부친을 여읜 뒤 20년 넘게 신경전달 물질을 연구해온 그는, 저서 《흥분독소^{Excitotoxins}》에서 인공적으로 만들어진 MSG가 어떻게 신경계를 해치는지, 마치 법의관이 주검을 부검하듯 상세히 파헤치고 있다.

또 MSG가 남용된 정크푸드를 오랜 기간 먹고 파멸의 문턱에까지 갔던 미국의 주부 저널리스트 데비 앵글시$^{Debby\ Anglesey}$는, "금력으로 무장한 식품업계의 강력한 로비 때문에 이 인공물질의 마각이 드러나지 않는다"고 개탄한다.❷ 앵글시에 따르면, 일부 학자들의 무책임성·비윤리성도 지탄받아야 할 공범이다.

매년 10월 16일은 특별한 날이다. 국제소비자기구^{IOCU}가 정한 '인공조미료 안 먹는 날'이어서다. 요즘 우리 식탁이 워낙 큰 사건에 자주 휘둘리는 탓인지, 이 의미 있는 날이 갈수록 퇴색하는 듯하다. 일부 환경단체의 외로운 퍼포먼스로만 명맥을 유지할 뿐이다. 아쉽다.

MSG, 그것은 과연 맛을 만드는 사람들이 반드시 품고 가야 할 '전가의 보도'와 같은 존재일까. 그렇지 않다. 자연의 섭리는 모든 해답을 가지고 있다. 천연 식품만으로도 얼마든지 훌륭한 맛을 낼 수 있다. 최근 인공조미료를 일절 쓰지 않는 한 요식업소 체인이 성황을 이루고 있다고 하지 않는가. 부엌에서 MSG를 추방한 가정은 벌써 그 노하우를 알고 있을 것이다. 이 변화의 바람이 하루빨리 가공식품에도 접목돼야 한다.

공장에서 만드는 MSG는 자연의 작품이 아니다. 그것을 먹는 것은 그래서 자연의 섭리에 거역하는 행위다. 오늘날 창궐하는 각종 생활습관병, 비만, 아토피, 희귀병, 정신질환 등이 그 벌인지도 모른다. 아직도 다시마의 MSG 성분과 인공조미료의 MSG를 혼동하는가. 의사의 칼과 강도의 칼을 혼동하는 것과 마찬가지다. '인공조미료 안 먹는 날'이 단 하루가 아닌, 365일이었으면 좋겠다.

MSG 없이 찌개 끓이기

1. 다시마, 멸치, 버섯 등을 뜨거운 물로 우려내어 육수를 만든다.
2. 두툼한 냄비에 육수와 찌개거리를 넣고 한소끔 끓인다.
3. 이때 소금을 싱거울 정도로 넣되, 반드시 천일염을 사용한다.
4. 약한 불로 20~30분 뭉근히 익힌다.
5. 익힐 때는 되도록 냄비 뚜껑을 열지 않는다.
6. 송송 썬 파와 다진 마늘, 생강 등을 넣고 마지막으로 간을 맞춘다.
7. 살짝 더 익힌 뒤 불을 끈다.

* 음식의 맛을 결정짓는 3요소는 '신선한 재료', '간 맞추기', '익히는 기술'이다.

자연식품의 힘

'건강 코드' 없는 건강보조식품

《섬유소의 협박》이라는 책을 쓴 미국인 콘스탄틴 모나스티스키$^{Konstantin\ Monastyrsky}$는 소수 의견 내는 것을 즐기는 학자로 보인다. 그는 저서에서 시종일관 섬유소를 먹지 말라고 충고한다. 현대인은 섬유소가 부족해서 탈이 아닌가. 먹지 말라니! 그러나 혼란스러워할 것까진 없다. 그가 먹지 말라는 것은 '섬유소 보조식품$^{fiber\ supplement}$'이다. ❶

모나스티스키의 주장은 식품의 기본을 아는 사람이라면 쉽게 납득한다. 영양분을 섭취하는 가장 좋은 방법은 자연의 상태로 섭취하는 것. 섬유소가 비록 현대인에게 귀한 성분이라 하지만, 정제하여 순도를 높인 '보조식품'의 형태로 마구 먹어대면 반대급부가 있을 터다. 사탕수수에서 자당 성분만 빼낸 설탕이 체내에서 고약한 짓을 하는 것과 같은 이치다.

이런 상식을 조금 넓혀보자. '비타민A 예비 물질'인 베타카로틴. 틀림없이 몸에 유익한 성분일 것이다. 그러나 인위적으로 만든 순수한 베타카로틴은 유익하기는커녕 오히려 해롭다는 연구가 있다. 핀란드의 한 연구팀이 발표했다고 해서 '핀란드 쇼크Finland shock'라 부른다.❷ "베타카로틴 보조식품'이 암 발병을 촉진한다"는 것이 요지다. 하지만 보고서의 말미에는 "녹황색 채소는 그렇지 않다"고 덧붙여져 있다. 이 연구는 그 뒤, "합성비타민 제품들이 질병에 걸릴 위험을 오히려 더 높인다"는 이른바 '코펜하겐 쇼크Copenhagen shock'로 진화했다.❸

이런 상식은 비타민뿐 아니라 미네랄에도 그대로 적용된다. 특정 미네랄을 보조식품의 형태로 과잉 복용하면 반대로 다른 미네랄의 결핍을 부를 수 있다. 일본 국립암센터의 히라야마 다케시平山雄 박사는 길항현상, 즉 '미네랄의 경쟁적 흡수 이론'으로 이를 설명한다.❹ 하지만 자연식품 속의 미네랄은 그런 문제를 일으키지 않는다.

왜 MSG로 대표되는 인공조미료가 비난의 대상이 되는가. MSG는 다시마를 비롯해 된장, 간장, 젓갈 등의 자연식품에 두루 들어 있는 맛 성분이다. 그런 식품은 아무리 먹어도 문제가 없다. 그러나 그 식품들 속의 MSG만 빼내거나, 그 맛 성분을 인위적으로 제조해서 먹으면 문제가 된다.

이번엔 콩에 이 상식을 적용해보자. 콩은 친건강 소재의 대명사다. 식물성 단백질을 비롯해 수많은 종류의 생리 활성 물질이 넘친다. 그래서 이들 유효성분을 추출해 건강식품으로 만들곤 한다. 서양 사람들이 좋아하는 '콩 보조식품 soy supplement'이 그 예다. 이 제품들은 어떨까. 역시 문제를 일으키고 있었다. 대표적인 것이 '이소플라본 보조식품'이다. 몸속의 호르몬 기능을 교란하는 것으로 확인됐다.❺ 호르몬이 잘못되면 암세포가 활성화되는 등 여러 부작용이 따른다.

그렇다면 얼마 전에 언론들이 법석을 떨었던 '콩과 암의 내연 관계'에 대한 오해가 풀린다. 암을 촉진할 수 있는 것은 콩이 아니다. 콩으로 만든 '이소플라본 보조식품'이다. 오해의 근원지인 오스트레일리아 암평의회 NSWCC의 발표문을 보면 이 사실이 분명히 나와 있다.❻ 콩 보조식품이 위험할 수 있다는 이야기를 모든 콩 식품이 위험한 것으로 확대 해석했다. 자라 보고 놀란 가슴 솥뚜껑 보고 놀라는 격이다.

건강을 영어로는 'health'라고 한다. 여기서 'heal'이라는 글자는 '전체'를 의미하는 'whole'에서 유래했다. 건강을 위해서는 식품을 '전체', 즉 통째로 먹어야 한다는 사실을 암시하고 있다. 과일을 그대로 먹는 것은 좋지만 그 속의 과당만 빼먹는 것은 좋지 않은 이유, 백미보다는 현미, 백밀가루보다는 통밀가루를 먹는 것이 더 좋은 이유가 이젠 이해된다.

자연식품의 힘

천일염의 귀환

일본의 마을 이름을 보면 '鹽염'자 들어가는 곳이 많다. 대개 해안 지역의 마을이 그렇다. 이 마을은 전에 염전이었다고 보면 틀림없다. 물론 지금은 염전의 자취는 없다. 모두 공단이나 주택단지로 변해 있다. 이 현실을 놓고 일본의 건강 전문가들은 땅을 치며 후회한다. 염전이 없어진 탓에 국민 건강이 크게 나빠졌다는 것이다.

안타깝게 우리나라도 일본의 전철을 그대로 밟고 있다. 최근 10여 년 사이에 염전이 거의 3분의 1수준으로 줄어들었다. 1990년에 9,341헥타르였던 것이 요즘엔 3,900헥타르라고 하니 말이다.❶ 일본 전문가들의 말대로라면 우리나라도 위기다. 물론 염전이 거의 전멸하다시피 한 그쪽보다는 훨씬 나은 편이지만.

염전과 국민 건강. 어떤 관계가 있을까? 전문가들이 염전을 끔찍이 여기는 까닭은 당연히 소금 때문이다. 소금에는 크게 두 가지가 있다. 천일염과 정제염이다. 언뜻 같은 소금으로 생각되지만 둘 사이에는 큰 차이가 있다. 결론부터 말하면 우리 인체는 염전에서 만드는 천일염은 좋아하지만, 공장에서 만드는 정제염은 싫어한다. 염전이 줄어든다 함은, 우리 몸이 좋아하는 소금은 줄어들고, 싫어하는 소금이 늘어난다는 뜻이다.

　인체가 천일염을 좋아하는 이유는 간단하다. 미네랄이 풍부하기 때문. 바닷물을 햇볕에 말려 만드니 자연물질이 그대로 남아 있을 수밖에 없다. 미네랄을 비롯한 자연의 유익한 성분들이 복합적으로 작용해 몸에 좋은 영향을 미친다는 것이 전문가들의 의견이다. "천일염의 칼슘과 마그네슘이 혈압을 낮춘다"는 연세대 김현원 교수의 설명이 그 예다.❷

　반면 기계적으로 생산하는 정제염에는 미네랄이 거의 없다. 순수한 염화나트륨뿐이다. 인체는 이런 고순도의 나트륨 덩어리를 처리할 준비가 되어 있지 않다. 건강 문제가 생기는 것은 당연지사. 국제자연의학회 회장인 일본의 모리시타 게이치森下敬一 박사는 "정제염이 뇌, 신경계, 혈관계, 신장 등에 나쁘게 작용한다"고 지적한다.❸

　사실 천일염과 정제염을 비교한다는 것은 무의미하다. 굳이 전문가의 이론을 빌리지 않더라도 천일염은 무조건 'KO승'을 거두게 돼 있다. 수많은 동물실험 결과가 그 사실을 증명하고 있어서다. 그렇다면 천일염의 요람인 염전은 더욱 활성화돼야 마땅한데도, 왜 거꾸로 퇴출의 위기에 몰린 것일까?

 전형적인 탁상행정의 오류다. 천일염에는 '옥에 티' 같은 허물이 하나 있다. 비정제품이다 보니 유해물질이 잔존할 수 있다는 것. 이 사실이 무책임하게 침소봉대된다. 그 결과 허무맹랑한 법규를 만든다. '천일염은 식품에 사용할 수 없다'는 식품위생법의 규정이 그것이다. 이 규정 탓에 우리는 그동안 천일염을 먹고 싶어도 먹을 수가 없었다.

 나중에 밝혀졌지만 청정해역에서 제대로 만든 천일염은 유해물질을 전혀 걱정할 필요가 없었다. 특히 우리나라의 천일염은 안전할뿐더러 미네랄 조성도 탁월하다는 사실이 확인됐다. 구더기 무서워 장 못 담그는 식으로 한심하게 자연의 선물을 걷어찬 꼴이었다.

 뒤늦게나마 오류를 바로잡은 것은 천만다행이다. 2008년 3월28일부로 천일염도 식품에 사용할 수 있도록 법을 개정했다. 크게 환영할 일이다. 이 조처가 식탁에서 정제염을 추방하는 계기가 되길 기대한다. 그렇게 되면 무조건 짜지 않게 먹으라는 상투적인 충고도 추방될 것이다.

 한 가지만 기억하자. 목포대 함경식 교수는 이렇게 말했다. "소금이 해롭다고요? 정제염이기 때문이에요. 천일염과는 분명히 구별돼야 합니다."❹ 하긴 천일염의 속맛을 아는 이에게는 굳이 이런 충고도 필요 없을지 모른다. 달짝지근한 듯 은은하게 감도는 자연 소금의 깊은 맛에 이미 매료돼 있을 테니까.

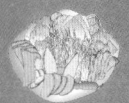

- 여성의 눈으로 보자
- 인슐린의 하소연
- 충치균도 문명을 좋아해
- '삼총사'의 민얼굴
- 건강은 자연을 먹고 자란다

10_ 우리가 먹는 게 바로 우리

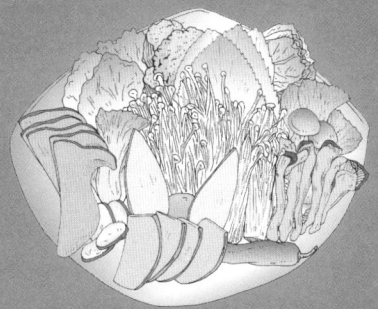

우리가 먹는 게 바로 우리

여성의 눈으로 보자

　가공식품에 대한 불신감이 좀처럼 사그라지지 않는다. 과자에 이어 간장을 비롯한 조미식품에까지 식품첨가물이 무차별 남용된다는 언론 보도에 소비자 불안은 증폭되고 있다. 말도 많고 탈도 많은 식품첨가물. 하지만 식품회사는 여전히 신줏단지 모시듯 그 물질들을 끌어안는다. 우리는 이 문제를 어떻게 받아들여야 할까.

　식품첨가물 주변에는 늘 두 가지 이론이 대립한다. 사회가 지불해야 하는 비용을 감안해 적절히 허용해야 한다는 논리가 하나고, 유해 물질의 공격으로부터 무한대까지 안전을 추구해야 한다는 논리가 다른 하나다. 전자가 식품 업자를 비롯한 첨가물 옹호론자들의 주장이라면, 후자는 건강 전문가를 비롯한 첨가물 반대론자들의 주장이다.

　우리네 일반 소비자는 어느 편에 설 것인가? 올바른 선택을 위해서는 정확한 정보가 필수다. 유감스럽게도 소비자들은 선택에 필요한 정보를 쉬이 접하지 못하는 것으로 보인다. '움직이는 첨가물 사전'으로 통하는 일본의 아베 쓰카사(安部司)는 정보 공개에 가장 인색한 분야로 식품업계를 든다. 식품 법규에 허점이 많은데다, 업체가 그 허점을 교묘히 이용하려 하는 탓에 많은 정보가 묻히거나 왜곡된다는 것이다.❶

더욱이 이런 지적도 있다. "첨가물이 안전하다고요? '백 년 묵은 거짓말' 이에요. 최근에 연구된 유해성 이론이 제대로 알려지지 않는 것이 큰 문젭니다." 미국의 의학 저널리스트인 랜덜 피츠제럴드(Randall Fitzgerald)의 탄식 어린 발언이다.❷ 소비자의 눈을 어둡게 만드는 요인이 또 있다는 뜻이다.

부연 설명을 해보자. 첨가물로 사용되는 수많은 유해 화학물질들. 그 물질들은 독성 문제 외에도 발암물질, 환경호르몬, 행동독리학상의 물질, 최기형성 물질, 알레르겐 등으로 작용할 수 있다는 의심을 받고 있다. 그럼에도 오늘날까지 첨가물로서 끈질긴 생명력을 유지하고 있는 것은, "사용량이 적어 괜찮다"는 생각이 뒷받침하고 있어서다. 이름하여 '소량 무해론'이다.

어떨까. 동의하시는지? 최근 들어 이 사고에 중대한 오류가 있다는 것이 밝혀지고 있다. 요즘 학자들이 긴장의 끈을 놓지 않고 있는 환경호르몬의 경우, '1조분의 1'이라는 ppt 단위의 농도에서도 인체 세포에 타격을 가한다는 연구가 있다.❸ 아울러 최근 설득력을 얻고 있는 발암물질의 '한 입자 가설*one-hit hypothesis*'도 주목해야 한다. 발암물질은 한 알갱이라도 암세포를 만들 수 있다는 것이 그 내용이다.❹ 이런 주장에 비추어보면 오늘날 사용하고 있는 첨가물 농도는 어마어마하게 높은 수준이다. 첨가물의 복합 섭취로 인한 새로운 유해성이나 누적 효과, 또는 미각의 왜곡으로 인한 '식생활의 정크*junk*화' 문제 등은 별도다.

첨가물 유·무해 논쟁은 더 이상 의미가 없다. 요즘 신경과학자, 생리·의학자들이 어떤 연구를 하고 무슨 발표를 하는지가 중요하다. 정답은 그 안에 있다. 이제 어떻게 그 '비자연 물질'의 유혹을 뿌리칠 것인지를 놓고 머리를 맞댈 때다. 《88만 원 세대》를 쓴 젊은 경제학자 우석훈 박사는 "아무리 선진국이라도 국민이 건강하지 않으면 의미가 없다"며 "여성의 눈으로 세상을 보자"고 제안했다.❺ 오늘날의 잘못된 식문화는 남성적 패권 이데올로기가 만든 실패작이라는 것이 그의 견해다. 식생활만큼은 경제성 논리로 저울질하지 말자는 뜻이다.

한때 향료를 사용한 가짜 참기름이 유행했다. 색소로 물들인 가짜 고춧가루도 버젓이 팔린 적이 있다. 그런 것을 만들고 파는 일은 비윤리적이라고 지탄하는가? 그렇다면 같은 향료, 같은 색소를 쓴 과자나 빵, 음료 등이 범람하는 현실에 대해서는 왜 관용을 베푸는가? 이런 모순된 사고를 바로잡는 일이 선결 과제일지 모른다. 시장은 소비자가 만드는 것이다.

우리가 먹는 게 바로 우리

인슐린의 하소연

서울올림픽의 열기로 한반도가 뜨겁게 달아올라 있던 1988년, 미국 뉴올리언스의 한 학술회의장. 내분비학계의 거두 제럴드 리븐$^{Gerald\ Reaven}$ 박사가 미국당뇨협회 최고 영예의 상을 받고 연단에 오른다.

"저희 연구팀은 최근 '심혈관 질환의 클러스터'와 같은 것을 발견했습니다. 그것은 고혈압뿐만 아니라 심장병, 당뇨병 등 각종 생활습관병으로 발전할 수 있습니다. 편의상 그 증상을 '신드롬 엑스$^{Syndrome\ X}$'라고 부르겠습니다."❶

당시만 해도 리븐 박사의 이 발표가 무엇을 의미하는지 우리나라에서는 아무도 관심을 갖지 않았다. 말 그대로 '강 건너 불'이었을 뿐이다. 그러나 그로부터 채 20년도 지나지 않은 2006년 봄, 국내 한 일간지의 사회면에는 이런 표제를 앞세운 기사 하나가 올라와 있었다.

'한국 남성 10명 중 2명, 대사증후군 환자.' ❷

　대사증후군이란 무엇일까. 우리 몸의 혈액에는 '인슐린'이라는 호르몬이 흐른다. 당(糖) 대사를 관장하는 대단히 중요한 호르몬이다. 주목할 것은 이 호르몬의 감도가 사람마다 다르다는 점. 따라서 체내 농도도 각자 다르다. 잘못된 습관으로 이 호르몬의 감도가 나빠지면 체내 농도가 높은 상태로 유지되는데, 이를 의학적으로 '인슐린 저항'이라 부른다. 이런 현상이 더 악화된 것, 즉 '악성 인슐린 저항'이 바로 대사증후군이다.❸ 처음에 원인을 몰랐던 리븐 박사는 이 병증을 '신드롬 엑스'라고 불렀다.

　인슐린의 감도 저하는 왜 생기는 것일까. 여러 원인이 얽힌 결과겠지만 가장 중시해야 할 것이 식생활이다. 식생활 중에서도 정제당의 무분별한 섭취가 인슐린의 기능을 떨어뜨리는 주범이다.❹ 정제당이란 설탕·물엿·과당과 같은 정제된 당류를 말한다.

　예를 들어 정제당 탐닉자가 있다고 치자. 정제당 식품을 먹으면 그 사람의 몸에 있는 인슐린은 스트레스를 받는다. 소화·흡수된 정제당을 치우는 것이 이 호르몬의 일이기 때문이다. 잦은 정제당 탐닉으로 인슐린이 너무 스트레스를 받게 되면 과민 반응을 일으키는데, 이때 경우에 따라 혈당치가 기준보다 낮은 수준으로 떨어지는 일이 생긴다. 이 상태가 바로 '저혈당'이다. 저혈당은 정신적·심리적 불안의 원인이 된다.

　하지만 그가 여전히 정제당 식품을 탐닉한다면? 스트레스가 극에 달한 인슐린은 드디어 '사보타주'를 일으킨다. 아울러 신체세포도 방탕해진 인슐린에 '절연'을 선포한다. 이때 인슐린 기능이 최악이 되며 대사증후군 상태에 돌입하는 것이다. 이 상황이 악화돼 높아진 혈당치를 더 이상 낮출 수 없는 단계가 되면, 그것이 바로 당뇨병이다. 대사증후군 상태에서는 복부 비만과 함께 고지혈증 현상도 관측되는데, 그로 인해 동맥경화가 진행되고 심장병이나 뇌질환 등이 발병한다. 결국 이들 생활습관병은 '한통속'이라는 얘기다.

심장 바이패스 수술이 성업 중인 미국은 대사증후군 환자가 성인 4명 중 1명꼴이다.❺ 그들이 세계 최고 수준의 설탕과 액상과당 소비 국가임은 주지의 사실. 1인당 정제당 섭취량이 증가 일로에 있는 우리나라는 열심히 그들의 전철을 밟고 있다. 어쩌면 조만간 따라잡을지도 모른다. 각자 몸속에서 들리는 '인슐린의 하소연'에 귀 기울일 때다.

우리가 먹는 게 바로 우리

충치균도
문명을 좋아해

그는 미국에서 '영양학의 다윈'으로 통한다. 영양학의 새로운 지평을 열었다는 뜻이다. 그는 영양학자인가? 그렇지 않다. 치과의사다. 미국 치과의사협회장을 역임한바 있다. 이름은 웨스턴 프라이스^{Weston A. Price, 1870~1948} ❶

치과의사인 그가 영양학계에서 주목받는 인물로 떠오르게 된 것은 그의 불같은 호기심 때문이다. 치아 건강 상태는 왜 사람마다 다른 것일까? 누구는 충치가 심하지만 누구는 충치가 전혀 없다. 왜일까? 치열도 누구는 고른 반면 누구는 고르지 않다. 이 차이는 왜 생기는 것일까. 유전일까?

1930년대 초, 진료 활동을 중단한 그는 유랑 길에 오른다. 의문을 풀기 위해서다. 사람 사는 곳이면 어디든 그의 목적지가 됐다. 아프리카 오지부터 북유럽의 산악지대, 남아메리카의 밀림, 북아메리카의 인디언 촌, 에스키모 거주지, 오세아니아 지역과 태평양의 섬 등에 이르기까지, 그의 발길이 향하는 곳은 주로 토착민들이 사는 벽지 마을이었다. 물론 그 마을 사람들의 입 안이 그의 최종 목표였지만.

장장 10여 년에 걸친 탐사 여행을 통해 그는 한 가지 공통점을 발견하게 된다. 수렵·채집 생활을 하는 토착민들의 치아는 하나같이 건강하다는 것. 그들은 충치가 거의 없었다. 덧니도 없거니와 치열이 기계로 박은 듯 가지런했다. 당연히 턱뼈가 발달했고 얼굴도 균형이 잘 잡혀 있었다. 그 모습은 문명국 사람들과는 크게 다른 것이었다. 이 결과를 놓고 그는 저서에서 이렇게 적고 있다.

"식생활 차이가 이유였다. 토착민들이 먹는 음식에는 백설탕이나 흰밀가루, 유가공품 같은 것이 없다. 식품첨가물이란 것도 없다. 그들은 비타민과 미네랄을 문명국 사람들에 비해 4배나 많이 섭취했다. 동물성 식품에서 얻는 지용성 비타민은 10배나 되는 것도 있었다. 물론 토착민들 중에도 치아 건강이 좋지 않은 부족이 더러 있었다. 그런 부족의 마을에는 영락없이 문명국 식품들이 들어와 있었다."❷

유감스럽게도 프라이스 박사의 이 선각적인 연구는 반세기 넘게 덮여 있었다. 영양학계의 호응을 얻지 못했기 때문이다. 그러나 진주는 결국 빛을 발하는 법. 최근 들어 그 연구의 진가가 드러나고 있다. 많은 학자가 적극 동조하기 시작한 것이다. 그 중심인물이 메리 에닉 Mary G. Enig 박사다. 트랜스지방산 문제를 최초로 공론화한 인물, 그가 바로 메리 에닉 아닌가.

　중요한 것은 '음식이 치아에까지 영향을 미친다'는 사실이다. 한국인들의 치아 건강 상태는 어떨까? 비관적이다. 특히 어린 학생들이 문제다. 대한치과의사협회는 "2010년이 되면 12살 아동 한 명이 평균 4개의 충치를 가질 것"이라고 전망한다. 최근 경기 수원 지역에서 실시한 한 조사 결과 역시 비관적이다. 초등학생 10명 중 6명이 윗니와 아랫니가 잘 맞물리지 않는 '부정교합'이라는 것이다.❸ 프라이스 박사의 연구 결과는 우리나라에도 시급히 알려져야 하지 않을까.

　"문제는 치아 건강 악화로만 끝나지 않는다는 점이다. '위험한 전주곡'으로 봐야 한다. 뒤에는 더 큰 재앙이 기다리고 있다." 프라이스 연구의 말미에서 송곳처럼 폐부를 찌르는 대목이다.❹ 물론 그렇다고 절망적인 것만은 아니다. 그는 "전통 식생활로 되돌아간 토착민들의 치아 상태는 다시 좋아졌다"고 쓰고 있으니까.❺ 올바른 식생활, 이제 선택이 아니라 필수다.

프라이스협회의 식생활 지침

미국에 '프라이스협회'가 있다. 몇몇 양심적인 학자가 모여 만든 단체다. 프라이스 박사의 업적을 기리고 알리는 것이 목적이다. 이 협회는 정부기관으로부터 어떤 재정적인 도움도 받지 않는다. 식품업계와도 선을 긋고 있다. 협회의 취지를 이해하고 따르는 개인 또는 단체의 후원으로만 운영된다. 이 협회가 제시하는 주요 식생활 지침은 이렇다.❻

- 가공하지 않은 식품을 껍질째 먹을 것
- 채소와 과일은 유기농일 것
- 방목해서 키운 가축의 축산물을 이용할 것
- 발효유는 유지방을 빼지 않은 제품일 것
- 청정해역의 자연산 어류를 먹을 것
- 식물성 기름은 압착유를 이용할 것
- 동물성 기름은 천연버터를 이용할 것
- 발효시킨 채소와 과일을 자주 먹을 것
- 고기는 국이나 찌개, 조림으로 요리할 것
- 소스에는 발효식초와 압착유를 사용할 것
- 천일염과 천연 향신료를 이용할 것
- 발아시킨 곡류, 콩류를 즐겨먹을 것
- 단맛을 낼 때는 비정제당을 이용할 것
- 대구 간유 Cod-liver Oil를 자주 먹을 것
- 건강식품은 천연 소재로 만든 제품일 것

우리가 먹는 게 바로 우리

'삼총사'의 민얼굴

'식생활의 서구화.' 이 말은 한때 우리 한국인이 반드시 달성해야 할 선망의 명제였다. 체력이 승부의 중요한 잣대인 운동선수들에게 이 명제는 특히 절실했다. 불과 10여 년 전까지만 해도 각종 스포츠대회 중계석에는 "우리도 하루빨리 식생활을 서구화해야 한다"는 아나운서들의 역설이 있었다. 보리밥에 푸성귀만 먹어서는 도저히 서구 선수들과 어깨를 나란히 할 수 없다는 푸념이기도 했다.

그런데 언제부턴가 이 말이 슬며시 부정적인 의미로 사용되기 시작했다. 비만 하면 따라나오기 시작하더니 이젠 생활습관병의 수식어로도 쓰인다. 아울러 아토피를 비롯한 알레르기는 물론, 정신질환과도 연결 끈을 대고 있다는 것이 정설이다. 이제 '식생활의 서구화'란 더 이상 추구해야 할 '가치'가 아닌, 하루빨리 버려야 할 '오류'라는 것이 일반적인 인식이다. 왜 이런 일이 생긴 것일까?

그 이유를 우리나라에서 찾기란 쉽지 않다. 변화의 바람이 오류의 근원이었던 미국에서부터 불어왔기 때문이다. 20세기 중반께, 미국 생리학계의 일부 선각자들은 현대 의학에 한계가 있다는 사실을 눈치 채고 있었다. 비만 인구의 폭발적인 증가와 생활습관병의 창궐. 그들은 이를 신종 '문명병'으로 규정하고 영양적인 측면에서 해결책을 모색하기 시작했다. 생명현상에 관여하는 체내 각종 성분들을 분자 수준에서 영양으로 조절하는 방법은 없을까. 이른바 '분자교정의학'이라고 불리는 새로운 의학 프로토콜이 태동하고 있었다.

식사와 영양 개선으로 질병을 치료할 수 있다고 주창한 최초의 인물은 미국 아브람 호퍼 Abram Hoffer 박사다.❶ 그는 자신이 근무하는 병원에서 비타민을 이용해 정신분열증 환자들의 증상을 크게 개선시켰다. 호퍼 박사의 실적에 고무된 많은 학자가 이 분야의 연구에 속속 동참한다. 그중 역사에 남을 인물이 바로 라이너스 폴링 Linus Pauling 박사다. 노벨상을 두 번이나 받은 폴링 박사는 처음으로 '분자교정의학 orthomolecular medicine'이라는 단어를 만들고 이 분야의 연구를 독립된 의학 이론으로 완성했다.❷

서구의 식생활이 비판의 도마 위에 오르기 시작한 것은 이때부터다. 분자교정의학자들의 산발적인 연구가 종합되면서 식품 성분에도 관심이 모아지게 됐고, 자연스레 옥석이 가려지기 시작했다. 해로운 성분은 무엇일까. 크게 세 가지 부류로 갈무리될 수 있었으니 다름 아닌 정제당, 나쁜 지방, 화학물질이었다. 이름하여 '식품 유해성분 삼총사'다.

이 '삼총사 성분'은 오늘날 식품 상식에서 대단히 중요한 개념이다. 식품의 우열을 가늠하는 데에 좋은 잣대가 되기 때문이다. 과자·빵, 청량음료, 인스턴트식품 그리고 패스트푸드를 포함한 가공식품들이 지탄받는 까닭은 무엇인가? 한결같이 '삼총사 성분'이 들어 있어서다. 그것이 바로 서구화된 식생활의 민얼굴이다. 이는 곧 '삼총사 성분'이 들어 있지 않다면 이들 가공식품도 좋은 식품이 될 수 있다는 이야기다.

"우리 아들이 좋아하는 음식은 수제비, 된장찌개, 김치예요." 몇 해 전, 미국 전역을 열광의 도가니로 몰아넣었던 슈퍼볼 MVP 하인스 워드$^{Hines\ Ward}$의 한국인 어머니는 이렇게 말했다. 이제 국민소득 2만 달러를 넘나드는 우리의 미래 식생활상은 자명해졌다. 이론대로, 정답대로 실천에 옮기기만 하면 된다. 문득 '가장 한국적인 것이 가장 세계적인 것'이라는 한 언론인의 말이 생각난다. 식탁 앞에서 음미하고 싶은 명언이다.

과자는 다 나쁜가?

가공식품의 꽃, 과자는 정크푸드*junk food*의 꽃이기도 하다. 그럼 모든 과자는 다 정크푸드인가? 그래서 과자는 무조건 피해야 할 식품인가? 그렇지 않다. 나쁜 것은 과자가 아니다. 과자에 들어 있는 해로운 원료와 첨가물이 나쁜 것이다. 이런 나쁜 물질을 사용하지 않고 만든 과자는 따라서 정크푸드가 아니다. 오히려 좋은 식품이다. 이 사실은 과자의 사촌이라 할 수 있는 아이스크림이나 빙과류에도 적용할 수 있고, 나아가 모든 가공식품에 똑같이 적용할 수 있는 진리다.

우리가 먹는 게 바로 **우리**

건강은
자연을 먹고 자란다

"슈퍼마켓에서 파는 식품들을 사다 흰쥐를 키워봤어요. 모두 뒤룩뒤룩 살이 찌더라고요." 우스갯소리 같은 이 이야기는 실화다. 30여 년 전, 미국 의회 영양문제특별위원회 토론회장에서 전문가들끼리 나눈 대화 한 토막이다.❶ 이 이야기 속에 오늘날의 식생활 문제에 대한 고민이 고스란히 응축돼 있다.

슈퍼마켓에서 파는 식품들. 보나 마나 인스턴트식품, 레토르트식품, 패스트푸드 등일 것이다. 과자나 빵과 같은 주전부리 식품도 물론 빠질 수 없다. 이른바 '가공식품'이라고 하는 것들이다. 이 식품들은 왜 실험동물까지 살찌게 하는 것일까? 비단 살만 찌게 하는 것이 아닐 터다. 고혈압·심장병·뇌졸중·당뇨병·암 등 이른바 '현대병'의 원인이라는 것이 전문가들의 공통된 주장이다. 이들 식품에 어떤 문제가 있는가?

'잘못된 원료가 사용된다'는 점이 우선 눈에 확 들어온다. 잘못된 원료란 정제당, 정제가공유지, 식품첨가물 등이다. 이 세 원료군이 잘못됐다고 손가락질 받는 이유는 자연의 섭리에 어긋난다는 데에 있다. 조물주는 설탕과 같은 정제당을 만든 적이 없다. 트랜스지방산이 들어 있는 가공유지도 만든 적이 없고, 화학물질인 첨가물은 더욱 만든 적이 없다. 비자연 물질인 이 세 원료군은 그래서 생체 내에서 대사되기에 적합하지 않다. 모든 문제는 그 사실에서 출발한다.

그럼, 뭘 먹으란 말인가? 사실 현대인들이 즐겨먹는 식품을 보면 이 세 원료군에서 자유로운 것은 없는 듯 보인다. 그 원료들 중 적어도 한 가지 이상은 반드시 들어 있다. 그렇다면 모든 가공식품을 등지고 구석기 시대 사람들처럼 생활하라는 이야기인가?

그럴 리 없다. 방법이 있다. 물론 저절로는 안 된다. 연구가 필요하다. '자연식품의 철학'을 훼손하지 않는 선에서 현대인의 입맛에 맞게 가공하는 방법을 연구하자는 것이다. 프랑스의 유명한 제빵 기술자인 리오넬 푸알란Lionel Poilane은 그것을 '복고혁명retro-innovation'이라 부른다.❷ 말 그대로 '옛 방식을 바탕으로 새로운 기술을 창조한다'는 뜻이다. 그의 빵공장에는 첨가물이란 것이 없다. 정제당도, 정제가공유지도 없다. 하지만 그 공장에서 나오는 빵은 맛이 기가 막힌다. 몸에도 좋음은 말할 나위가 없을 터. 그런 방법을 찾아야 한다. 앞으로 식품업계가 해야 할 일이다.

소비자도 할 일이 있다. 자신의 행동을 반성하고 잘못을 고치는 일이다. 그동안 어떻게 식품을 소비해왔는가. '수동적인 자세' 또는 '무관심'이 대다수 소비자 행동의 공통분모가 아니었을까. 사실 설탕 범벅인 막대사탕이, 마가린으로 튀긴 감자튀김이, 인공조미료 전시장인 라면이 해롭다는 것쯤은 누구든 안다. 하지만 아무렇지도 않게 먹는다. 알면서도 아는 대로 행동하지 않는 것, 그것은 모순이다. 그런 모순된 행동 속에는 '나와는 관계가 없겠지' 하는 깊은 오해가 숨어 있다. 그런 오해가 존재하는 한, 식품시장의 변화는 요원하다. 식품업계가 절대로 연구하지 않을 것이기 때문이다. 오늘날 식품시장이 지탄의 대상이 된 데에는 소비자의 이런 무책임한 행동 탓도 크다.

식품시장은 식품만 팔고 사는 곳이 아니다. 식품회사는 식품과 함께 양심을 파는 곳이요, 소비자는 식품과 함께 건강을 사는 곳이다. 식품시장의 건전성에 식품회사의 백년대계가 걸려 있고 소비자의 행복이 걸려 있는 것이다. 식품회사건 소비자건 그 시장을 소중하게 육성해나가야 할 이유가 여기에 있다.

나는 본디 자연주의자가 아니다. 과학을 부정하는 사람도 아니다. 식생활의 중요성을 직접 경험한 사람 중 한 사람일 뿐이다. 그래서 관심을 갖게 됐고, 공부하다보니 어느새 자연주의자처럼 생각하게 됐다.

21세기. 혼란의 시대다. 식탁 위의 현실이 특히 그렇다. 하지만 한 가지 사실만은 확신한다. 최소한 식생활만큼은 자연과 분리하지 말아야 한다는 것을. "자연과 멀어지면 질병에 가까워진다"는 괴테의 말, "야생동물은 병이 없다"는 소크라테스의 말은 현대인이 늘 음미해야 할 진리다. 19세기 철학자 포이어바흐가 갈파했듯, '우리가 먹는 것이 바로 우리'이기에.

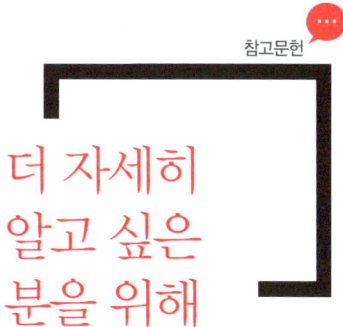

더 자세히 알고 싶은 분을 위해

| 신종플루, 식탁 위에 답이 있다 |

❶ http://www.guardian.co.uk/world/2009/aug/30/swine-flu-obesity-link
❷ http://news.mk.co.kr/outside/view.php?year=2009&no=322703
❸ http://www.washingtonpost.com

제1장 ▎자연스러운 듯하지만 자연스럽지 않은 식품

| 슈거블루스 |

❶ http://en.wikipedia.org/wiki/Sugar_Blues_(song)
❷ 大沢博, 食原性症候群, ブレーン出版, 1995, pp.64-69, 75, 224~226
❸ Richard F. Heller et al., Carbohydrate Addicted Kids, Harper Perennial, 1997, pp.270~272
❹ Robert DeMaria, Dr. Bob's Trans Fat Survival Guide, Drugless Health care Solutions, 2005, pp.97~101

| 흑설탕의 진실 |

❶ KBS 1TV, 생로병사의 비밀(59회), 2004.4.6
❷ 위와 같음
❸ 安部司, 食品の裏側, 東洋經濟, 2005, pp.98~99
❹ 服部幸応, 食育のすすめ, マガジンハウス, 2005, p.24

| 모조식품 1호, 게맛살 |

❶ 郡司和夫, 食品のカラクリ(そうだったのかこの食べ物!), 宝島社, 2006, pp.48~49
❷ Eric Schlosser, Fast Food Nation, Perennial, 2002, pp.126~127
❸ 郡司和夫, 食品のカラクリ(そうだったのかこの食べ物!), 宝島社, 2006, p.46

| 탱탱한 단무지가 좋다고? |

❶ http://dietary-supplements.info.nih.gov/factsheets/calcium.asp
❷ http://www.drlwilson.com/Articles/calcium.htm
❸ Arnold J. Felsenfeld et al., "Phosphorus, Regulation of Plasma Calcium, and Secondary Hyperparathyroidism: A Hypothesis to Integrate a Historical and Modern Perspective", J Am Soc Nephrol 10: 878-890, 1999
❹ KBS 2TV, 스펀지2.0(267회), 2009.1.17
❺ Ashwini R. Sehgal et al., "Phosphorus Containing Food and The Accuracy of Nutrient Databases: Implications for Renal Patients", J Ren Nutr. 2007 September; 17(5): pp.350~354

| 자일리톨의 고향은 '꽃 피는' 화학공장 |

❶ Lyn O'Brien Nabors, Alternative Sweeteners(Third Edition), Marcel Dekker, 2001, pp.341~353
❷ 早川幸男, 糖アルコールの新知識, 食品化学新聞社, 1996, pp.95~96
❸ Miryam E. Williamson, Blood Sugar Blues, Walker Publishing, 2001, pp.136~139

비타민C라는 이름의 첨가물
❶ 郡司和夫, 食品のカラクリ(そうだったのかこの食べ物!), 宝島社, 2006, pp.57, 90~91
❷ 한스 울리히 그림 외, 도현정 역, 비타민 쇼크, 21세기북스, 2005, pp.30~31
❸ 郡司和夫, 食品のカラクリ(そうだったのかこの食べ物!), 宝島社, 2006, p.91
❹ http://www.washingtonpost.com/wp-dyn/content/article/2008/11/16/AR2008111601010.html

주스는 과일 가게의 '꼴뚜기'
❶ Shane Landon, Fruit juice nutrition and health, Food Australia 59 (11)-November, 2007, p.535
❷ パーボ エイローラ, 大沢博訳, 低血糖症, ブレーン出版(株), 1996, p.17

'가정표 카레'의 건강 본색
❶ KBS 1TV, 생로병사의 비밀(186회), 2007.3.13
❷ 위와 같음

제2장 ▮ 포기할 수 없는 맛, 그러나……

'엄마표 간식'의 억울한 사연
❶ 服部幸応, 大人の食育, 日本放送出版協会, 2004, pp.24~26
❷ 渡辺雄二, コンビニ時代の食品添加物, 芽ばえ社, 2001, pp.45~63

'염산의 작품'과 '미생물의 작품'
❶ 太田満子, "実験室でのアミノ酸徴醬油の作り方", 栄養と料理, 昭和19年(1944年) 第10巻第6号, p.17 (http://libsv2.eiyo.ac.jp/eiyotoryori/archive/ER10_06_/ER 10_06_010.jpg)
❷ Seung Jun Kwack et al., "Study on the Reproductive and Developme

ntal Toxicity of 3-MCPD", J. Toxicol. Pub. Health Vol. 20, No. 2, pp.131~136 (2004)
❸ 安部司, 食品の裏側, 東洋経済, 2005, pp.162~168

| 아누스 식품, 팝콘 |

❶ Michael F. Jacobson et al., Restaurant Confidential, Workman, 2002, pp. 355~356
❷ http://abclocal.go.com/wjrt/story?section=news/consumer&id=4135948
❸ 김수현, 밥상을 다시 차리자, 중앙생활사, 2001, p.38

| 다방이 망쳐버린 커피 문화 |

❶ Robert DeMaria, Dr. Bob's Trans Fat Survival Guide, Drugless Health care Solutions, 2005, pp.66~67

| '흥분독소'를 제소한다 |

❶ http://www.nutrasweet.com/professionals/index.asp
❷ Doris Sarjeant et al., Hard to Swallow, Alive Books, 1999, p.23
❸ Doris Sarjeant et al., Hard to Swallow, Alive Books, 1999, pp.23~24
❹ Doris Sarjeant et al., Hard to Swallow, Alive Books, 1999, pp.24~26
❺ Russell L. Blaylock, Excitotoxins, Health Press, 1997, p.59

| 왜곡된 '음식의 혼' |

❶ 服部幸應, 大人の食育, NHK出版, 2004, pp.136~142
❷ http://www.poilane.fr/pages/en/company_univers_demarche.php

제3장 | 보기 좋은 떡, 먹기 좋은 떡

| 천연색소는 괜찮다고? |

❶ Ruth Winter, Food Additives, Three Rivers Press, 1999, p.109
❷ http://faculty.css.edu/tboone2/asep/FASTfood.doc
❸ Ruth Winter, Food Additives, Three Rivers Press, 1999, p.109

| 식용색소의 제왕, 캐러멜색소 |

❶ William Kamuf et al., "Overview of Caramel Colors, Cereal Foods World", March-April 2003, Vol.48, No.2, p.64
❷ Doris Sarjeant et al., Hard to Swallow, Alive Books, 1999, pp.38~39
❸ Ruth Winter, Food Additives, Three Rivers Press, 1999, p.105
❹ 渡辺雄二, 食品添加物の危険度がわかる事典, KKベストセラーズ, 2005, pp.147~150
❺ 식품첨가물공전, 한국식품공업협회, 2009, p.977
❻ William Kamuf et al., "Overview of Caramel Colors, Cereal Foods World", March-April 2003, Vol.48, No.2, p.66

| 자연색과 인공 색의 차이 |

❶ Mario G. Ferruzzi et al., "Digestion, absorption, and cancer preventive activity of dietary chlorophyll derivatives", Nutrition Research 27 (2007) pp.1~12
❷ Ann L. Gittleman, The Fat Flush Foods, McGraw-Hill, 2004, p.37
❸ 식품첨가물공전, 한국식품공업협회, 2009, p.977
❹ Goran Bjelakovic et al., "Mortality in Randomized Trials of Antioxidant Supplements for Primary and Secondary Prevention", JAMA, February 28, 2007, Vol 297, No.8, 842-857

| 식품 속에 숨어 있는 타르 |

❶ 시민환경연구소, 식품 중 타르계 색소의 사용실태 조사, 식품의약품안전청, 2005, pp.30~32
❷ Doris Sarjeant et al., Hard to Swallow, Alive Books, 1999, p.11

| '빛 고운 햄'은 빼세요 |

❶ (사)환경정의 다음지킴이본부, 햄·소시지·어묵 첨가물 조사 보고서, 2007.11, p.2
❷ Doris Sarjeant et al., Hard to Swallow, Alive Books, 1999, pp.89~90
❸ 식품첨가물공전식품첨가물공전, 한국식품공업협회, 2009, pp.234~235
❹ http://www.ag.ohio-state.edu/~meatsci/borca2.htm
❺ 渡辺雄二, コンビニ時代の食品添加物, 芽ばえ社, 2001, pp.86~87
❻ (사)환경정의 다음지킴이본부, 햄·소시지·어묵 첨가물 조사 보고서, 2007.11, p.2
❼ Doris Sarjeant et al., Hard to Swallow, Alive Books, 1999, pp.89~90
❽ 渡辺雄二, コンビニ時代の食品添加物, 芽ばえ社, 2001, p.86

| 선글라스 다이어트 |

❶ http://www.blue-diet.com/aoirodiet.html
❷ 헬런 니어링, 고경희 역, 헬런 니어링의 소박한 밥상, 디자인하우스, 2005, pp.4~13

| 싱싱한 채소의 역설 |

❶ 渡辺雄二, 食品添加物の危險度がわかる事典, KKベストセラーズ, 2005, p.126
❷ 식품공전, 한국식품공업협회, 2009, p.1289
❸ B. Kalyanaraman and P. G. Sohnle, "Generation of free radical intermediates from foreign compounds by neutrophil-derived oxidants", J Clin Invest. 1985 May; 75(5): 1618~1622

제4장 | 식탁 위의 모순과 몰상식

| 아스파탐 게이트 |
❶ Will Clower, The Fat Fallacy, Three Rivers Press, 2003, pp.199~201
❷ Will Clower, The Fat Fallacy, Three Rivers Press, 2003, p.201
❸ http://www.nutrasweet.com/media/index.asp

| 알쏭달쏭 산도조절제 |
❶ Arnold J. Felsenfeld et al., "Phosphorus, Regulation of Plasma Calcium, and Secondary Hyperparathyroidism: A Hypothesis to Integrate a Historical and Modern Perspective", J Am Soc Nephrol 10: 878-890, 1999

| 'MSG 무첨가'의 비밀 |
❶ 식품공전, 한국식품공업협회, 2009, p.1289
❷ 식품공전, 한국식품공업협회, 2009, p.1338

| 감자튀김의 '부드러운 비수' |
❶ http://www.sunderlandecho.com/news/Chips-beans-and-toast-1316310.jp
❷ 위와 같음
❸ 太田靜行 外, フライ食品の理論と実際, 幸書房, 1976, pp.321~322
❹ 今村光一, キレない子どもを作る食事と食べ方, 主婦の友社, 2002, p.39
❺ Kim Severson, The Trans Fat Solution, Ten Speed Press, 2003, p.5

| '트랜스지방 0g', 안전표시 아니에요 |
❶ 식품공전, 한국식품공업협회, 2009, p.1293
❷ Kalyana Sundram, Tilakavati Karupaiah and KC Hayes, "Letter to the editor: reply to Destaillats, interesterified fats to replace trans fat", Nutrition & Metabolism 2007, 4:13(Published: 14 May 2007), http://www.stop-trans-

fat.com/interesterified-fat.html

| 버터를 안 드신다고요? |

① http://www.stop-trans-fat.com/interesterified-fat.html
② Ann L. Gittleman, Eat Fat Lose Weight, McGraw-Hill, 1999, pp.36~38, 47~48
③ Mary G. Enig, Know Your Fats, Bethesda Press, 2006, pp.220~221
④ Mary G. Enig et al., Eat Fat Lose Fat, A Plume Book, 2005, p.51

| 트랜스지방산이 '집행유예' 라니요 |

① Robert DeMaria, Dr. Bob's Trans Fat Survival Guide, Drugless Healthcare Solutions, 2005, ix-xii
② Judith Shaw, Trans Fats The Hidden Killer In Our Food, Pocket Books, 2004, p.58
③ Robert DeMaria, Dr. Bob's Trans Fat Survival Guide, Drugless Healthcare Solutions, 2005, pp.30~31

| '경고물질 1호', 보존료 |

① http://news.independent.co.uk/health/article2586652.ece
② 위와 같음
③ Ben F. Feingold, Why Your Child Is Hyperactive, Random House, 1975, pp.110~111

| 최고급 청량음료는 생수 |

① 今村光一, いまの食生活では早死にする, タッツの本, 2002, p.174
② Michael F. Jacobson et al., Restaurant Confidential, Workman, 2002, p.18
③ Russell L. Blaylock, Excitotoxins, Health Press, 1997, p.59

| 투명한 소주의 불투명한 첨가물 |

❶ 주세법 시행규칙 제7조, [별표0] '주류의 표시사항 및 표시기준'
❷ 식품공전, 한국식품공업협회, 2009, pp.1334~1336
❸ http://www.pat.hi-ho.ne.jp/nanchan/zaregoto/festival.html

| 유기농이 노하다 |

❶ 제임스 콜만, 윤영삼 역, 내추럴리 데인저러스, 다산초당, 2008
❷ 중앙일보, 2008.8.9(토)
❸ James P. Collman, Naturally Dangerous, University Science Books, 2001, pp.7-12
❹ James P. Collman, Naturally Dangerous, University Science Books, 2001, p.15
❺ Doris Sarjeant et al., Hard to Swallow, Alive Books, 1999, pp.89~90
❻ http://www.ns.umich.edu/htdocs/releases/story.php?id=5936

제5장 ■ 싼 게 비지떡

| 초콜릿과 '짝퉁 코코아버터' |

❶ Mary G. Enig, Know Your Fats, Bethesda Press, 2006, p.114
❷ http://tanakanews.com/971027choco.htm
❸ http://www.washingtonpost.com/wp-dyn/content/article/2007/08/07/AR2007080700236.html
❹ 위와 같음
❺ http://www.stop-trans-fat.com/interesterified-fat.html
❻ 식품공전, 한국식품공업협회, 2009, p.50

| 초콜릿이라고 다 초콜릿인가 |

❶ http://en.epochtimes.com/news/7-12-12/62741.html

❷ http://news.softpedia.com/news/Chocolate-Fights-off-Fatigue-67341.shtml
❸ http://www.antioxidants-4-life.com/darkchocolate.html
❹ C. Andres-Lacueva et al., "Flavanol and Flavonol Contents of Cocoa Powder Products: Influence of the Manufacturing Process", J. Agric. Food Chem., Vol. 56, No. 9, 2008, 3111?3117

| 콩과 헥산의 부적절한 만남 |
❶ http://nutiva.com/about/media/2003_08_29.php
❷ 식품첨가물공전, 한국식품공업협회, 2009, p.1054
❸ http://www.themilkweed.com/Feature_05_Nov_3.pdf
❹ 위와 같음

| '소시지 사장님'의 변명 |
❶ http://www.yomiuri.co.jp/feature/fe8200/news/20071024it02.htm, http://samech.web.fc2.com/dinform/shakai/s070702.html
❷ 椎名玲 外, 食品のカラクリ8(知らずに食べるな!'中国産'), 宝島社, 2007, pp.44-45
❸ http://samech.web.fc2.com/dinform/shakai/s070702.html

| 'GMO 전분당' 시대 |
❶ 김동훈, 식품화학(개정증보판), 탐구당, 1997, pp.276~281

제6장 ▌진화하는 식품 유해성

| '벤젠 드링크'는 빙산의 일각 |
❶ MBC TV, 시사매거진 2580(제528회), 2005.4.17, 21:45
❷ http://article.joins.com/article/article.asp?total_id=2245629

❸ http://www.foodnavigator-usa.com/content/view/print/134432
❹ Karen Lau et al., "Synergistic interactions between commonly used food additives in a developmental neurotoxicity test", Toxicological Sciences, Vol. 90, No. 1. (March 2006), pp. 178-187
❺ 신동아, 2008.11.1(통권 590호), pp.198-205

| 바삭한 돈가스의 은밀한 비결 |

❶ 郡司和夫, 食品のカラクリ2 肉のヒミツ, 宝島社, 2006, p.41
❷ 渡辺雄二, 食品添加物の危險度がわかる事典, KKベストセラーズ, 2005, p.188
❸ 大沢博, 食原性症候群, ブレーン出版, 1995, pp.70~72
❹ 郡司和夫, これを食べてはいけない, 三笠書房, 2007, p.127

| '제2의 멜라민 사태'를 대비하라 |

❶ http://www.inchem.org/documents/sids/sids/108781.pdf
❷ http://www.freemarketnews.com/WorldNews.asp?nid=9301
❸ http://news.independent.co.uk/health/article2586653.ece
❹ http://en.wikipedia.org/wiki/2007_pet_food_recalls# Melamine_and_cyanuric_acid_in_pet_sickness

| 구이는 동, 수육은 금 |

❶ 日本環境変異原学会, Jems News No.57(1999.2.25), p.2
❷ http://genkigaiine.jugem.jp/?eid=191

| 과자는 아토피와 무관? |

❶ Ben F. Feingold, Why Your Child Is Hyperactive, Random House, 1975, p.11~14
❷ Tuula E. Tuormaa, "The Adverse Effects of Food Additives on Health: A Review of the Literature with Special Emphasis on Childhood Hyper

activity", Journal of Orthomolecular Medicine Vol. 9, No. 4, 1994, pp.225~243

| 가장 안전한 식품의 현주소 |
❶ KBS 1TV, KBS 스페셜(543회), 2006.8.19
❷ Carol Simontacchi, The Crazy Makers, Tarcher Putnam, 2000, pp.55~71

| 노로바이러스보다 무서운 것 |
❶ http://en.wikipedia.org/wiki/Norovirus
❷ http://news.mk.co.kr/newsRead.php?year=2006&no=235954
❸ http://www.donga.com/fbin/output?n=200605190128

| '신의 물방울'에 숨은 허물 |
❶ 중앙SUNDAY, Sunday Magazine, 2007.3.18, [26]
❷ Doris Sarjeant et al., Hard to Swallow, Alive Books, 1999, pp.102-103

제7장 ∥ 알아야 산다

| 밥이 '비만식품' 이라고요? |
❶ MBC TV, 오늘아침 '밥에 집착하는 아이들' (제587회), 2008.8.22
❷ 나가타 다카유키, 정은영 역, 저인슐린 다이어트, 국일미디어, 2003, p.114
❸ Jennie B. Miller et al., The New Glucose Revolution, Marlowe & Company, 2003, p.54
❹ 나가타 다카유키, 정은영 역, 저인슐린 다이어트, 국일미디어, 2003, p.114
❺ Jennie B. Miller et al., The New Glucose Revolution, Marlowe & Company, 2003, p.43
❻ Jennie B. Miller et al., The New Glucose Revolution, Marlowe & Company, 2003, p.31

| 올리고당의 이상한 질주 |

❶ 新保國弘, 機能性食品素材市場, (株)シーエムシー, 1991, p.83
❷ Leena Niittynen et al., "Galacto-oligosaccharides and bowel function", Scand J Food Nutr. 2007 June; 51(2): pp.62-66,
http://www.meijifm.co.jp/foodmat/c_meioligo_use.html

| '생들기름'을 찾아라 |

❶ 식품의약품안전청, 식품위해물질총서-식품 중 벤조피렌이란?, 2007, pp.3~5
❷ Ann L. Gittleman, The Fat Flush Foods, McGraw-Hill, 2004, p.10
❸ http://shop.hansalim.or.kr/ (일반품>기름>생들기름)

| 튀김유에는 포도씨유가 좋다고? |

❶ Mary G. Enig, Know Your Fats, Bethesda Press, 2006, p.146
❷ http://www.tmfhs.org/117298.cfm
❸ MBC TV, 불만제로(제16회), 2007.1.25, 18:50
❹ http://www.tmfhs.org/117298.cfm
❺ Mary G. Enig, Know Your Fats, Bethesda Press, 2006, p.129
❻ Mary G. Enig, Know Your Fats, Bethesda Press, 2006, pp.247~248

| 들깨와 과메기의 부드러운 카리스마 |

❶ http://www.westonaprice.org/knowyourfats/skinny.html#poly
❷ Mary G. Enig, Know Your Fats, Bethesda Press, 2006, pp.128~129

| 요구르트가 해결사 |

❶ http://digestive.niddk.nih.gov/ddiseases/pubs/lactoseintolerance/
❷ 위와 같음
❸ Ann L. Gittleman, The Fat Flush Foods, McGraw-Hill, 2004, pp.118~119

| 우리 집 오븐은 괜찮은가? |

❶ 郡司和夫, 食品のカラクリ2 肉のヒミツ, 宝島社, 2006, p.44
❷ http://laborhealth.or.kr/commune/view.php?board=news_news _bbs&id=2718&page=1
❸ 郡司和夫, 食品のカラクリ, 宝島社, 2007, pp.28-29

| 불완전한 '식품완전표시제' |

❶ 服部幸応, 大人の食育, 日本放送出版協会, 2004, p.24
❷ 식품공전, 한국식품공업협회, 2009, pp.1275, 1288~1289

| 부엌의 전자파 폭력 |

❶ http://en.wikipedia.org/?title=Microwaving
❷ http://products.mercola.com/turbo-oven/
❸ http://www.vaccinetruth.org/microwave.htm
❹ http://www.mindfully.org/Food/Irradiate-Microwave-Effects-FoodMay96.htm
❺ http://www.mercola.com/article/microwave/hazards.htm
❻ 今村光一, キレない子どもを作る食事と食べ方, 主婦の友社, 2002, p.55, http://www.users.qwest.net/~larry333/Microwaved%20Food%20Isn't%20S afe.pdf
❼ http://www.umq.co.kr/ (홈>FAQ>자연미네랄의 사용방법)
❽ 신야 히로미, 이근아 역, 병 안 걸리고 사는 법 2, 도서출판 이아소, 2007, pp.162-163
❾ 今村光一, キレない子どもを作る食事と食べ方, 主婦の友社, 2002, p.56
❿ Joseph Mercola, Dr. Mercola's Total Health Program, Mercola.com, 2005, p.71
⓫ 服部幸応, 食育のすすめ, マガジンハウス, 2005, p.112

제8장 ▌국경을 넘는 식품들

│'치외법권 지대'의 식품│
❶ http://www.usatoday.com/news/nation/2007-04-16-imported-food_N.htm?csp=34
❷ 위와 같음
❸ 위와 같음

│'농약만두', 강 건너 불인가?│
❶ http://ja.wikipedia.org/wiki
❷ 위와 같음
❸ 椎名玲 外, 食品のカラクリ8(知らずに食べるな!'中国産'), 宝島社, 2007, p.21

│수확 후 농약, '포스트 하비스트'│
❶ http://newadmin.ohmynews.com
❷ 일본자손기금, 이향기 역, 먹지 마, 위험해!, 해바라기, 2004, p.124

│쌀독에서 건강 난다│
❶ Shari Lieberman, The Gluten Connection, Rodale Inc., 2007, p.6
❷ Shari Lieberman, The Gluten Connection, Rodale Inc., 2007, pp.14~19, 34-38
❸ Shari Lieberman, The Gluten Connection, Rodale Inc., 2007, pp.2, 9
❹ http://en.wikipedia.org/wiki/Gluten
❺ http://shop.hansalim.or.kr/ (일반품>떡>냉동떡)

│푸드 마일리지│
❶ 服部津貴子, おいしい食育講座, 同友館, 2005, p.80
❷ 服部幸応, 食育のすすめ, マガジンハウス, 2005, pp.220~222

❸ 幕内秀夫, 粗食のすすめ, 新潮文庫, 2005, pp.126~128
❹ 島村菜津, スロ-フ-ドな人生!, 新潮文庫, 2003, p.369

제9장 ▌자연식품의 힘

| 땅콩, 건강의 잭팟 |

❶ Walter C. Willett, Eat, drink, and be healthy, Simon & Schuster Source, 2001, pp.92~93
❷ http://en.wikipedia.org/wiki/Peanut
❸ http://www.cnn.com/2007/HEALTH/diet.fitness/11/06/cl.healthful.foods/index.html

| 추잉껌의 신상명세서 |

❶ 박정훈, 잘 먹고 잘 사는 법, 김영사, 2002, p.137
❷ Ben F. Feingold, Why Your Child Is Hyperactive, Random House, 1975, pp.124~125
❸ 일본자손기금, 이향기 역, 먹지 마, 위험해!, 해바라기, 2004, pp.202-203

| 우유의 알레르기 커넥션 |

❶ http://www.ppnf.org/catalog/ppnf/health_tips.htm
❷ Francis M. Pottenger, Pottenger's Cats, Price-Pottenger Nutrition Foundation, 2005, pp.57~60
❸ Francis M. Pottenger, Pottenger's Cats, Price-Pottenger Nutrition Foundation, 2005, pp.57~60, 61~67
❹ http://www.realmilk.com/
❺ Mary G. Enig et al., Eat Fat Lose Fat, A Plume Book, 2005, pp.86-87, http:// www.realmilk.com/what.html, http://www.realmilk.com/ happening.html

❻ http://www.realmilk.com/happening.html
❼ 신야 히로미, 이근아 역, 병 안 걸리고 사는 법, 도서출판 이아소, 2007, pp.115-116
❽ http://www.realmilk.com/ppt/Campaign ForRealMilk Aug2008. PPT (2008.8.1, p.73)

| 포화지방의 결백, 모유는 안다 |

❶ Mary G. Enig, Know Your Fats, Bethesda Press, 2006, p.109, http://www.unu.edu/unupress/food/8F174e/8F174E04.htm
❷ Mary G. Enig, Know Your Fats, Bethesda Press, 2006, pp.84~87
❸ http://www.stop-trans-fat.com/interesterified-fat.html
❹ Mary G. Enig, Know Your Fats, Bethesda Press, 2006, p.170

| 굵은 허리는 동네 탓? |

❶ 매일경제신문, 2005.10.8, [A5]
❷ http://www.rand.org/health/abstracts/2008/06/dubowitz.html
❸ Shirley S. Lorenzani, Dietary Fiber, Keats Publishing, 1988, pp.20~22
❹ Jennie B. Miller et al., The New Glucose Revolution, Marlowe & Company, 2003, pp.29-31
❺ 나가타 다카유키, 정은영 역, 저인슐린 다이어트, 국일미디어, 2003, pp.47~50
❻ 나가타 다카유키, 정은영 역, 저인슐린 다이어트, 국일미디어, 2003, pp.114~119

| 수박아, 네가 있어 여름이 행복하다 |

❶ http://en.wikipedia.org/wiki/Watermelon, http://en.wikipedia.org/wiki/Apple
❷ http://en.wikipedia.org/wiki/Lycopene
❸ Jennie B. Miller et al., The New Glucose Revolution, Marlowe & Company, 2003, p.274

④ Jennie B. Miller et al., The New Glucose Revolution, Marlowe & Company, 2003, pp.37-38, 261-262
⑤ Jennie B. Miller et al., The New Glucose Revolution, Marlowe & Company, 2003, p.263

| 섬유소의 신비 |

❶ SBS TV, SBS스페셜(54회, 55회), 2006.9.10/9.17, 22:55
❷ http://allabout.co.jp/health/healthfood/closeup/CU200 21220/index 2.htm, 森田邦正 外, "クロレラはラットにおいてダイオキシン排泄を促進する", Journal of Nutrition 129巻, 1999年, pp.1731-1736

| 뇌를 공격하는 MSG |

❶ http://www.naturalnews.com/020550.html(Interview with Dr. Russell Blaylock)
❷ Debby Anglesey, Battling the 'MSG Myth', Front Porch Productions, 2007, p.11

| '건강 코드' 없는 건강보조식품 |

❶ Konstantin Monastyrsky, Fiber Menace, Ageless Press, 2005, pp.13, 41
❷ 瀬川至瀬, 健康食品ノート, 岩波新書, 2002, pp.199~200
❸ Goran Bjelakovic et al., "Mortality in Randomized Trials of Antioxidant Supplements for Primary and Secondary Prevention", JAMA, February 28, 2007, Vol 297, No.8, 842~857
❹ http://www.genkikai.co.jp/mineral/005man.cfm
❺ http://www.cancercouncil.com.au/editorial.asp?pageid =2350&from search= yes (The Cancer Council NSW, Position Statement 'Soy, Phyto-oestrogens and Cancer', Sep. 2006)
❻ 위와 같음

| 천일염의 귀환 |

❶ KBS 2TV, 특집 다큐멘터리 심층보고_천일염의 재발견, 2007.5.25, 14:00~14:55
❷ 위와 같음
❸ 위와 같음
❹ 함경식 외, 우리 몸 살리는 천연 미네랄 소금 이야기, 동아일보사, 2008, pp.58~66, 71

제10장 우리가 먹는 게 바로 우리

| 여성의 눈으로 보자 |

❶ 安部司, 食品の裏側, 東洋經濟, 2005, p.124
❷ Randall Fitzgerald, The Hundred-Year Lie, Dutton, 2006, pp.101~106
❸ 渡辺雄二, コンビニ時代の食品添加物, 芽ばえ社, 2001, p.54
❹ http://www.ca8.uscourts.gov/opndir/99/09/982851P.pdf
❺ 우석훈, 음식국부론, 생각의 나무, 2005, pp.149~153

| 인슐린의 하소연 |

❶ Gerald Reaven et al., Syndrome X The Silent Killer, Fireside, 2000, pp.17~21
❷ 매일경제신문, 2006.3.2(목), [B1]
❸ Mariam Manoukian et al., Metabolic Syndrome Survival Guide, Westchester Publishing, pp.1~4
❹ Richard F. Heller et al., Carbohydrate Addicted Kids, Harper Perennial, 1997, pp.270~272
❺ Mariam Manoukian et al., Metabolic Syndrome Survival Guide, Westchester Publishing, p.3

| 충치균도 문명을 좋아해 |

① http://www.westonaprice.org/nutritiongreats/price.html
② http://www.westonaprice.org/brochures/wapfbrochure.html#traditional
③ YTN TV, 2005.9.17, 뉴스 '초등생 부정교합 60%, 충치·잇몸병 불러'
④ Weston A. Price, Nutrition and Physical Degeneration, Price-Pottenger Nutrition Foundation, 2008, pp.504-509, http://www.ppnf.org/catalog/ppnf/p rice.htm
⑤ http://www.ppnf.org/catalog/ppnf/PriceResearchConclusions.htm
⑥ http://www.westonaprice.org/brochures/wapfbrochure.html

| 삼총사의 민얼굴 |

① 今村光一, キレない子どもを作る食事と食べ方, 主婦の友社, 2002, p.25
② http://profiles.nlm.nih.gov/MM/B/B/J/Q/_/mmbbjq.pdf

| 건강은 자연을 먹고 자란다 |

① 今村光一, いまの食生活では早死にする, タッツの本, 2002, p.76
② http://www.poilane.fr/pages/en/company_univers_demarche.php